AF565253

Akupressur für zuhause
- Das Praxisbuch -

Wie Sie über Akupressurpunkte Schritt für Schritt vielfältige psychische und körperliche Leiden sanft heilen und Ihre Selbstheilungskräfte aktivieren

Maria von Seenberg

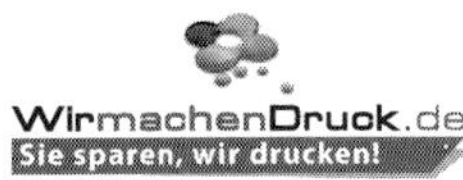

Alle Ratschläge in diesem Buch wurden vom Autor und vom Verlag sorgfältig erwogen und geprüft. Eine Garantie kann dennoch nicht übernommen werden. Eine Haftung des Autors beziehungsweise des Verlags für jegliche Personen-, Sach- und Vermögensschäden ist daher ausgeschlossen.

ISBN: 9783969303986

Copyright © 2022 Maria von Seenberg
Email: info@edition-lunerion.de
www.edition-lunerion.de

Alle Rechte, insbesondere das Recht der Vervielfältigung und Verbreitung der Übersetzung, vorbehalten. Kein Teil des Werkes darf in irgendeiner Form (durch Fotokopie, Mikrofilm oder ein anderes Verfahren) ohne schriftliche Genehmigung des Verlages reproduziert oder unter Verwendung elektronischer Systeme gespeichert, verarbeitet, vervielfältigt oder verbreitet werden.

Psiana eCom UG
Berumer Str. 44
26844 Jemgum

INHALT

Vorwort

In den letzten Jahrzehnten hat sich das Verständnis der Bevölkerung zum Thema Gesundheit und Heilung stark gewandelt. Mittlerweile genügt vielen Menschen die Herangehensweise der westlichen Medizin an die Krankheiten und deren Behandlungen mit Medikamenten und Therapien nicht mehr. Sie verspüren zunehmend den Wunsch, selbst aktiv zu werden und gegen ihre Beschwerden vorzugehen. Statt nur auf den Rat der Ärzte zu vertrauen und ihren Anweisungen blind Folge zu leisten, wollen viele Menschen den Prozess der Gesundung selbst bestimmen. Wenn auch die Schulmedizin in gewissen Bereichen nicht ersetzt werden kann, so kann sie zumindest ergänzt werden.

Außerhalb des westlichen Verständnisses bezüglich der Gesundheit und Medizin, mit dem die meisten Menschen im deutschsprachigen Raum aufgewachsen sind, gibt es eine ganze Welt voller alternativer Heilmethoden. Die Völker des gesamten Planeten haben im Laufe der Evolution ganz eigene Gesundheitslehren und Herangehensweisen an körperliche Beschwerden entwickelt, die sich innerhalb ihres Kreises bewährt haben. Die schiere Menge an Behandlungsformen würde den Horizont sprengen – so gewaltig ist das Ausmaß. So langsam sickern auch bei uns die Heillehren der restlichen Welt durch. Bereits in vielen Familien, unabhängig ihres Standes innerhalb der Gesellschaft, werden östliche Traditionen besprochen und deren Lehren im eigenen Alltag integriert. Das Ziel, das damit verfolgt wird, ist ein unbeschwerteres und glücklicheres Leben, welches von Gesundheit und Vitalität erfüllt wird. Diese Menschen nehmen ihr Glück und ihr Wohlergehen in die eigenen Hände, indem sie sich aktiv informieren und um ihre Gesundheit kümmern.

Die Traditionelle Chinesische Medizin mit ihrer Akupressur erfreut sich, neben unzähligen weiteren alternativen Lehren und Heilmethoden, großer Beliebtheit dank dieses Wandels im Bewusstsein der Menschheit. Ein ganzheitlicher Ansatz, positive Erfahrungsberichte und das größtenteils nebenwirkungsfreie Behandeln weckt das Interesse vieler Gesundheitsbewusster in den Ländern der Welt, auch wenn sie noch so weit vom Ursprungsgebiet in Asien entfernt liegen mögen.

Krankheit als Anzeichen eines Ungleichgewichts

Ausnahmslos niemand auf dieser Welt kennt Sie, Ihren Körper und Ihren Geist besser als Sie selbst. Sicher, Ärzte mögen etwas von dem Aufbau und der Funktionsweise des Organismus verstehen, doch sie können weder in Ihren Kopf schauen noch Ihre Gefühle fühlen. Doch genau diese Empfindungen – Ihre Emotionen und Wahrnehmungen – sind es, die Ihnen Anzeichen und Warnsignale für potenziell gesundheitsschädliche Blockaden aufzeigen. Kein Gedanke, kein Gefühl und keine Reaktion des Körpers geschehen ohne einen Grund. Was Sie persönlich empfinden, könnten Sie als eine Art Diagnose ansehen, denn Ihre physische Form versucht, Ihnen darüber mitzuteilen, wie es um Ihren gesundheitlichen Zustand steht.

Ihr Körper will Ihnen nichts Böses. Wenn Sie krank sind, dann sind Sie dies nicht, weil Ihr Körper Sie ärgern oder Ihnen willkürlich eine Lektion erteilen will. Die Krankheit ist lediglich ein Weckruf, dass in Ihrem Leben etwas nicht stimmt und Sie es ändern sollten, bevor noch Schlimmeres passiert.

In einem harmonischen Körper-Geist-Seelen-Komplex, der sich in seiner Balance befindet, wird keine Krankheit entstehen können. Das Milieu erlaubt es nicht, dass sich Beschwerden einnisten können, die für ein Unwohlsein sorgen, denn die Organsysteme funktionieren perfekt und im Einklang miteinander.

Ganz anders sieht es allerdings aus, wenn ein Mensch ein unnatürliches Leben führt, in dem ein ungesunder Lebensstil und ständiger Stress dominieren. Wenig Bewegung, eine falsche Ernährung, belastende Gedankenmuster und Vergiftungen fördern Störungen und Blockaden innerhalb des Organismus, sodass das von der Natur perfekt konstruierte System nach und nach aus den Fugen gerät. Dies nehmen wir als Schmerzen und Krankheiten wahr. Doch wie kann der Körper zu einhundert Prozent gesund sein, wenn wir ihn unnatürlichen Bedingungen aussetzen und ihm nicht einmal die Chance geben, sich richtig zu regenerieren? Was bedeutet es eigentlich, zu heilen? Was können wir selbst tun, damit wir wieder gesund werden?

WAS WIR SELBST FÜR UNSERE GESUNDHEIT TUN KÖNNEN

In erster Linie ist der Patient derjenige, der die Auswirkungen der Beschwerden und Krankheiten am eigenen Leib erfährt und mit den auftretenden Konsequenzen leben muss. Demnach ist es vor allem in seinem Interesse, den derzeitigen Zustand zu verbessern, sodass er sich wieder des Lebens erfreuen kann. Wenn auch Sie gesundheitliche Beschwerden beklagen, dann erhalten Sie damit die Chance, Ihre Lebensweise zu reflektieren und selbst etwas für die Heilung zu tun.

Werden Sie sich bewusst, dass es nicht Ärzte oder sonstige Heiler sind, die Sie wieder gesund machen. Es ist auch kein Medikament, keine Therapie und auch keine Diät, die Sie kurieren. Allein Ihr Körper heilt sich selbst. Niemand anderes kann diese Funktion übernehmen – so hat es die Natur eingerichtet. Doch all die genannten Faktoren haben dennoch einen Einfluss auf Ihr Leben: Was Sie zu sich nehmen, was Sie auf Ihre Haut geben, mit welchen Menschen Sie sich umgeben, was sie denken und was Sie fühlen, Ihre Sichtweise auf das Leben und Ihr Glaube wirken auf Ihr allgemeines Wohlergehen ein. Diese Aspekte fördern entweder Ihre Gesundheit oder die Krankheit. Womit Sie sich umgeben und was Sie sich einverleiben, kann Sie entweder nähren oder Sie belasten. Wofür entscheiden Sie sich? Wo liegt Ihre Priorität?

AKUPRESSUR ALS EINE METHODE ZUR WIEDERHERSTELLUNG DES GLEICHGEWICHTES

Wenn Sie sich für Ihre Gesundheit entscheiden, sind Sie auf dem Weg, die Balance in Ihrem Körper wiederherzustellen. Ihr vorheriger Lebensstil führte dazu, dass Sie sich nicht mehr wohlfühlten und sogar unangenehme Beschwerden feststellten, sodass nun die Zeit gekommen ist, die Gesundheit in die eigenen Hände zu nehmen. Die Akupressur als ein Teil der Traditionellen Chinesischen Medizin bietet Ihnen die Möglichkeit, dieses Vorhaben sogar wortwörtlich umzusetzen: Gesundheit erlangen durch die eigenen Hände.

Die Akupressur der klassischen Heillehre der Chinesen basiert auf einem unglaublich komplexen, vielschichtigen und umfassenden Wissen und dennoch ist sie so konzipiert, dass sie auch von einem Laien im Rahmen einer Selbstbehandlung durchgeführt werden kann. Mit einem gewissen Hintergrundwissen und den richtigen Techniken können auch Sie die Tipps und Tricks erlernen, mit denen die Chinesen schon seit Jahrtausenden Krankheiten aller Art beseitigen.

Was Sie in diesem Buch erwartet

Freuen Sie sich auf ein umfangreiches Hintergrundwissen zum Thema der Traditionellen Chinesischen Medizin und Akupressur. Im theoretischen Teil dieses Buches erfahren Sie alles Nötige über die Ursprünge der Gesundheitslehre sowie die Ansätze, auf denen die Heilmethode der Akupressur beruht. Lesen Sie darüber, welche Organsysteme zusammenhängen und wie diese eng verwoben sind mit unseren Gedanken und Gefühlen. Sie werden erfahren, wie der Körper als energiezentriertes System funktioniert, ebenso werden Sie schnell erkennen, welche Auswirkungen Ihre Lebensentscheidungen und Lebensweise auf Ihre persönliche Gesundheit haben.

Ist die Basis gefestigt, geht das Buch in den praktischen Teil über, in dem Sie nicht nur erfahren, welche wichtigen Regeln Sie bei der Selbst- und Partnerbehandlung zu beachten haben, sondern auch, welche Vorbereitungen für die Akupressur vor der Durchführung zu treffen sind. Zudem warten detaillierte Beschreibungen einzelner Techniken auf Sie, von denen Sie die angenehmste und praktischste wählen können, um sich erfolgreich selbst zu massieren. Lindern Sie Ihre Beschwerden mit den hier vorgestellten Methoden und profitieren Sie von der Wirkungsweise der Akupressur. Es wurden für Sie über vierzig Erkrankungen gemäß der Traditionellen Chinesischen Medizin analysiert und anschließend dazu passende, ganzheitliche Heilmethoden entwickelt. Zudem liegt jeder einzelnen dieser Beschwerden eine Liste geeigneter Akupressurpunkte bei, welche die Linderung der Störungen herbeiführen und Blockaden lösen. Mithilfe des Guides sind Sie zudem in der Lage, ebendiese Punkte genau zu lokalisieren.

Als Bonus erwartet Sie zum Schluss ein Kapitel zum Thema Frauengesundheit. Lesen Sie darüber, wie die Traditionelle Chinesische Medizin dieses Thema betrachtet und welche Therapien sie zur Gesunderhaltung des weiblichen Organismus empfiehlt.

Akupressur – Eine vielseitige Heilmethode

Die Akupressur ist eine sehr alte Methode zur Heilung von körperlichen Beschwerden und als ein Teil der klassischen chinesischen Gesundheitslehre wird sie der sogenannten Traditionellen Chinesischen Medizin zugeschrieben. Betrachten wir das Wort genauer, können wir das aus dem Latein stammende „Akupressur" in zwei Wortstämme zerteilen:

„acus" steht für „Nadel", während „pressus" mit „Druck" übersetzt werden kann.

In diesem Zusammenhang steht auch eine weitere Heilmethode, nämlich die sogenannte Akupunktur. Obwohl diese eng mit der Akupressur verwandt ist, wird bei der Akupunktur genadelt, das heißt, dass diese spitzen und feinen Werkzeuge an bestimmten Stellen in die Haut gestochen werden. Das lateinische Wort „pungere" steht für „stechen".

Die Akupressur hingegen geht deutlich weniger invasiv vor: Diese Therapieform basiert auf den gleichen Annahmen über die speziellen Punkte auf dem Körper und die Energiekanäle, allerdings werden diese Bereiche nur gedrückt oder massiert. Dadurch eignet sich die Akupressur auch hervorragend für die Selbstanwendung oder die Durchführung bei einem Partner, denn es werden keine weiteren Hilfsmittel außer die eigenen Hände benötigt. Das macht die Linderung von spontan auftretenden Beschwerden möglich, denn es sind keine speziellen Gegenstände oder Instrumente vonnöten. Hier liegt unverkennbar eine Stärke der Akupressur, denn sie kann unmittelbar und ohne intensive Vorbereitung durchgeführt werden.

Bei diesem Heilverfahren wird der Blick auf die energetische Ebene des Körpers gerichtet. In einem gesunden Körper kann die Lebensenergie frei durch die Bahnen im gesamten Körper fließen, während sich blockierte Kanäle auf der körperlichen Ebene in Form von diversen Leiden und Krankheiten manifestieren. Der Akupressur wird nachgesagt, dass das Ausüben von Druck auf die Punkte dieser Energiebahnen das Gleichgewicht wieder herstellen kann, sodass die Störungen ausgehoben werden und die Lebensenergie wieder alle Teile des Körpers mit Heilkraft versorgen kann. Bei diesem Vorgang werden konkrete Methoden der Massage und Druckausübung mit den Händen und Fingern angewendet, um ein bestmögliches Ergebnis zu erzielen. Dabei gibt es einige Grundregeln zu beachten und auch ein Hintergrundwissen bezüglich der Funktionsweise des Körpers, der einzelnen Punkte und deren Verhältnis zueinander ist erforderlich, damit die Akupressur auch korrekt angewendet werden kann und der Erfolg garantiert ist.

Auch wenn das Wissen rund um diesen Bereich der Traditionellen Chinesischen Medizin (kurz: TCM) zunächst übersichtlich und leicht verständlich scheint, ist es dennoch überaus empfehlenswert, dass Sie sich erst einmal intensiv mit dem Thema, den Hintergründen und der korrekten Anwendung in der Theorie auseinandersetzen, bevor Sie sich an die Durchführung wagen. Dieses Buch ist ein hervorragender und umfassender Einstieg mit einem praxisnahen Inhalt, wodurch Sie umfassend in die Welt der Akupressur eingeführt werden. Weiterführend können Sie zudem auf die Kenntnisse und Erfahrungen von ausgebildeten Therapeuten zurückgreifen, sodass Ihre ersten Versuche der Selbstbehandlung gegebenenfalls durch ein geschultes Auge unterstützt und verbessert werden.

ANWENDUNGSBEREICHE

Das Anwendungsgebiet der Akupressur ist unglaublich vielseitig. Da die Ursache aller Krankheiten laut der Traditionellen Chinesischen Medizin auf eine mehr oder weniger ausgeprägte **Blockade der Energiebahnen** und somit auf die **aus der Balance geratene Lebensenergie** zurückzuführen ist, kann die Behandlung dieser Grundstörung diverse Krankheiten von leichtem Unwohlsein bis hin zu schweren Schmerzen im ganzen Körper lindern und beseitigen. Ob diese Leiden nun **im Rücken, im Nacken, im Zahn- oder Kopfbereich oder auch während der Menstruation** auftreten, ist für die Akupressur zweitrangig, denn sie findet ihren Anwendungsbereich in all diesen Gebieten. Auch **Muskelverspannungen, Übelkeit, Übergewicht oder Verdauungsprobleme**, wie Durchfall oder Verstopfungen, erhalten Linderung durch die vorgestellte Heilmethode. Die Liste der Beschwerden, die durch die Akupressur behandelt werden können, endet hier noch nicht, denn auch **Ohrprobleme**, wozu unter anderem Tinnitus oder Entzündungen in diesem Bereich gezählt werden, sowie ein unregelmäßiger weiblicher Zyklus ergänzen die Aufzählung. Von **Nervosität und Ruhelosigkeit** bis hin zu **Müdigkeit, Erschöpfung, erhöhtem Blutdruck und Atemwegserkrankungen** wie Asthma erstreckt sich das Anwendungsgebiet der Akupressur. Ebenso zeigte die Anwendung der chinesischen Heilmethode Erfolg bei der **Entwöhnung des Rauchens**, da sie die Anzeichen des Entzuges einer Droge lindert. Auch an **Krebs erkrankte** Patienten konnten sich durch die Akupressur schneller von den Nebenwirkungen der schädlichen Chemotherapie erholen, darüber hinaus konnte die Atemnot bei an Lungenkrebs leidenden Menschen erfolgreich behandelt werden. Zahlreiche weitere Fälle unterschiedlichster Art und Ausprägung dokumentieren genauso den vielseitigen Anwendungsbereich der Akupressur durch eine gelungene Heilung oder zumindest durch eine spürbare Linderung der Beschwerden.

AKUPRESSURPUNKTE UND MERIDIANE

Die bereits erwähnten speziellen Stellen auf dem Körper, die bei der Therapieform gedrückt werden, werden **Akupressurpunkte** genannt. Diese befinden sich auf den zahlreichen Kanälen und Bahnen des Körpers, durch die die Lebensenergie fließt. Diese Energieleitbahnen werden Meridiane genannt und sie geben Aufschluss über die Verfassung des Menschen in physischer sowie psychischer Hinsicht.

Meridiane – die Kanäle der Lebensenergie

Da wir uns auf der Ebene der Energie befinden, können wir Meridiane weder anfassen noch sehen. Diese Bahnen sind nicht materiell, wodurch sie nicht mit wissenschaftlichen Geräten gemessen werden können – und doch beweisen die erfolgreichen Anwendungen der zahlreichen Heilmethoden der Traditionellen Chinesischen Medizin, die auf dem Wissen rund um die Meridiane aufbauen, dass die Energiekanäle sowie die Lebensenergie existieren müssen. Die Traditionelle Chinesische Medizin lehrt, dass in dem Körper eines jeden Menschen zwölf Hauptmeridiane und weitere Nebenmeridiane zu finden sind. Auf diesen liegen in etwa vierhundert Akupressurpunkte, die bei der Behandlung von Blockaden näher betrachtet werden.

Die einzelnen Hauptmeridiane stehen in Verbindung mit den Organen, wie zum Beispiel Dünndarm, Milz oder Lunge, denn jedem einzelnen Energiekanal werden eines der inneren Körperteile sowie unterschiedliche Funktionen zugeteilt. Daraus erschließt sich auch die Annahme, dass ein blockierter Meridian negative Folgen auf die ihm zugeordnete Organgruppe hat, sodass der Betroffene in diesem Bereich Beschwerden verspürt. Einen Meridian können wir uns wie eine Art Linie vorstellen, die an einer Stelle des Körpers anfängt, sich durch den Körper zieht und an einem anderen Punkt endet. Auf seinem Weg berührt er die ihm zugeordneten Organe, sodass auch das Drücken eines Akupressurpunkts an einer spezifischen Stelle Auswirkungen auf einen ganz anderen Bereich des Körpers haben kann. Das Ziel der Akupressur ist es also, durch das Anregen der Punkte die Lebensenergie wieder zum Fließen zu bringen, sodass sich die Krankheit auflöst und auch mögliche zukünftige Leiden verhindert werden.

Wenn wir die Meridiane mit einem Fluss vergleichen, so stellt die Lebensenergie das Wasser dar. Mit ihm werden auch Nährstoffe und andere überlebenswichtige Substanzen in alle Bereiche des Körpers transportiert, wo sie benötigt werden. Sie können sich vorstellen, was passieren würde, wenn einer dieser Flussarme durch eine Blockade gestaut wird und ein weiterer vielleicht versiegt oder sogar überschwemmt wird. Geschieht an einer Stelle ein Ungleichgewicht, zum Beispiel durch eine Blockade des Flusses, wird der Lebensenergie nicht nur der Bereich hinter der Stauung verwehrt, sondern sie gerät zudem in Dysbalance, wodurch sie einen Überschuss in einem anderen Körperbereich auslöst. Was geschieht also mit uns, wenn sich der strömende Fluss in einen stinkenden, modrigen Sumpf verwandelt? Wie wirkt es sich auf unseren Körper aus, wenn dieses Lebenswasser durch Sedimente, wie Schlacken und Schleim, getrübt und zähflüssig wird? Egal, welche Art von Blockade sich ereignet, die Auswirkungen hat unweigerlich der gesamte Körper zu tragen. Wir müssen unsere körperliche, geistige und energetische Ebene als Eins betrachten, um zu einer holistischen, also einer ganzheitlichen Gesundheit zu finden. Wenn wir wirklich gesund sein wollen, also auf eine holistische Weise, bedeutet es, dass wir alle Aspekte, die physischen wie die psychischen, betrachten: Wir nehmen uns ganzheitlich wahr, erkennen die Verbindungen zwischen den Symptomen und beziehen demnach bei der Heilung den Körper ebenso ein, wie den Geist, unsere Emotionen und die Energien, die durch uns fließen. Nichts davon wird ausgelassen, denn alles ist miteinander verbunden. Bei der Behandlung im Sinne der uralten chinesischen Gesundheitslehre dreht sich alles um das Gleichgewicht und um die Wiederherstellung der Harmonie. Hier vereint sich auch das **Prinzip des Yin und Yang** mit der Akupressur, denn die zwölf Hauptmeridiane werden in sechs Yin- und sechs Yang-Meridiane geteilt. Zu den Ersteren zählen die Energiekanäle, die an der Vorderseite und den Innenseiten des Körpers liegen. Hier verläuft die Yin-Energie von unten nach oben. Genauer betrachtet strömt dieser Fluss ausgehend von den Füßen zu den Innen- und Vorderseiten der Beine, weiter hinaus zum Bauch, über die Brust in den vorderen und innenliegenden Armbereich bis hin in die Handflächen und Fingerspitzen. Da die Energiebahnen ein komplexes Netz ergeben und durch den dauerhaften Austausch der Lebenskraft miteinander verbunden sind, werden jeweils ein kurzer und ein langer Meridian, dessen Begriff nachfolgend durch eine in Klammern stehende Abkürzung ergänzt wird, zu einer Einheit zusammengefasst. Diese Verbindung wird Meridianachse genannt. So ergeben zum Beispiel der Nieren- (Ni) und Herz-Meridian (He) ein Yin-Meridian-Paar oder auch eine Yin-Meridianachse, die als **Shao Yin** bezeichnet wird. Ebenso weisen der Leber- (Le) und Herz-Kreislauf-Meridian (KS) eine Verbindung auf, die durch die Meridianachse **Jue Yin** bezeichnet wird. Die Meridianachse **Tai Yin** hingegen setzt sich aus dem Milz-Pankreas- (MP) und dem Lungen-Meridian (Lu) zusammen. Im Gegensatz dazu liegen die Yang-Meridiane auf den anderen Körperbereichen, nämlich auf der Rückseite und den äußeren Stellen. Die Yang-Energie fließt, anders als die Yin-Energie, von oben nach unten, das heißt, sie beginnt in den Fingerspitzen und Handrücken und fließt von dort über die Außenseiten der Arme in den Kopfbereich. Von dort verläuft der Fluss den Rücken hinab, entlang der Außen- und Rückseiten der Beine in die Fußsohlen und Zehenspitzen. Die Anfangs- und Endpunkte der Yin- und Yang-Meridiane, also die Fuß- und Fingerspitzen, sind übrigens die Stellen, an denen sich beide Energien treffen und sich austauschen.

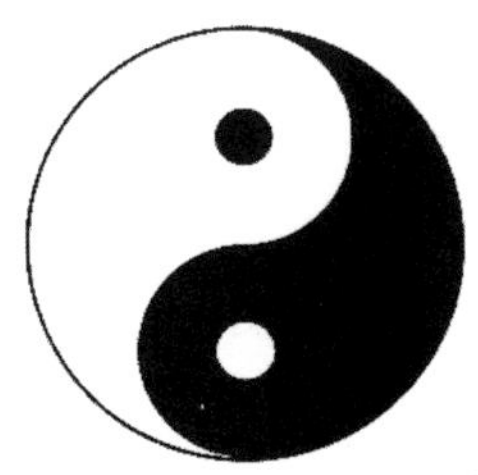

Die folgenden Paare stellen die Yang-Meridianachsen dar: der Dünndarm- (Dü) und Blasen-Meridian (Bl) ergeben **Tai Yang**, der Drei-Erwärmer- (3E) und Gallenblasen-Meridian (Gb) vereinigen sich zu **Shao Yang**, außerdem wird der **Yang Ming** durch den Dickdarm- (Di) und den Magen-Meridian (Ma) repräsentiert. Um Verwirrungen vorzubeugen, soll gesagt sein, dass der Magen-Meridian, obwohl er auf der Vorderseite des Körpers liegt, dennoch zu Yang gezählt wird. Auch der Dickdarm-Meridian wird stetig von der Yang-Energie durchflossen, obwohl er im Bereich des Gesichtes die Körperseite wechselt. Das sind die einzigen Ausnahmen, denn alle weiteren Meridiane bleiben ihrer Yin- und Yang-Zugehörigkeit treu.

Yin-Meridianachsen		Yang-Meridianachsen	
Jue Yin	Leber und Herz-Kreislauf	**Shao Yang**	Drei-Erwärmer und Gallenblase
Shao Yin	Niere und Herz	**Tai Yang**	Dünndarm und Blase
Tai Yin	Milz-Pankreas und Lunge	**Yang Ming**	Dickdarm und Magen

Neben dieser Paarigkeit innerhalb des Yin und Yang bilden die Meridiane weitere Paare, die die Energien beider Gegensätze vereinen und jeweils einem der fünf Elemente zugeordnet sind. Diese Elemente werden Wandlungsphasen genannt und sie werden im Rahmen des Kapitels über die Traditionelle Chinesische Medizin näher erläutert.

Lunge (Lu – Yin) und Dickdarm (Di – Yang) beispielsweise sind dem **Metall** zugeordnet, während Milz-Pankreas (MP – Yin) und Magen (Ma – Yang) zur **Erde** gehören. Das Element **Feuer** wird durch das Herz (He – Yin) und den Dünndarm (Dü – Yang) sowie den Herz-Kreislauf (KS – Yin) und Drei-Erwärmer (3E – Yang) repräsentiert, Niere (Ni – Yin) und Blase (Bl – Yang) sind dem **Wasser** zugehörig, ebenso wie Leber (Le – Yin) und Gallenblase (Gb – Yang) für **Holz** stehen.

Die Liste der Hauptmeridiane wird durch die Nebenmeridiane ergänzt. Die Traditionelle Chinesische Medizin spricht hier von den sogenannten **außerordentlichen** Meridianen, welche acht Stück an der Zahl sind. Diese Energiebahnen ergänzen das Meridiansystem des menschlichen Körpers, indem sie an die Hauptmeridiane anknüpfen und die in ihnen fließende Lebensenergie im restlichen Körper transportieren und weiter verteilen. Die außerordentlichen Meridiane unterscheiden sich dahingehend von den Hauptmeridianen, weil sie größtenteils keine eigenen Akupressurpunkte besitzen, wodurch sie nur über die ihnen nahe liegenden Punkte erreicht werden können.

Zu den außerordentlichen Meridianen gehören der **Chong Mai**, **Dai Mai**, **Yang Qiao**, **Yin Qiao**, **Yang Wie** und **Yin Wie**. Doch nur auf dem **Ren Mai** und **Du Mai** können Akupressurpunkte lokalisiert werden, wodurch diese beiden Nebenmeridiane für die Selbstbehandlung noch eine Rolle spielen werden. Grundsätzlich sind die außerordentlichen Energiekanäle lediglich als Verbindungsstücke gedacht, welche als eine Art Reservespeicher der Essenz dienen und keine eigenen Akupressurpunkte benötigen. Die Essenz ist die uns angeborene Energie, welche wir geerbt haben. Anschließend folgt noch einmal eine Übersicht zu den wichtigsten Meridianen mit ihren Eigenschaften.

Wandlungs-phase	Organe	Funktion
Metall	Lunge und Dickdarm	• Beeinflussung der Atmung • Regulieren die Ausbreitung des Qi • Beeinflussung des Wasserhaushaltes, der Schweißsekretion, der Flüssigkeitsresorption und der Ausscheidung von Endprodukten der Verdauung • Zeigen sich an der Oberfläche des Körpers, der Haut und durch die Nase (riechen)
Erde	Milz-Pankreas und Magen	• Beeinflussen Transport und Umwandlung der Nahrung • Beeinflussung der Muskulatur (besonders die der Extremitäten) • Verantwortlich für den Fluss des Blutes in die Gefäße • Gewinnung des Qi aus der Nahrung • Liefern die Grundlage für das Blut und das Qi • Zeigen sich im Mund durch die Geschmackswahrnehmungen
Feuer	Herz und Dünndarm	• Beeinflussen Blut und Blutgefäße • Herrscherorgane • Beherbergen die Geisteskraft • Beeinflussen das Denken und das Gedächtnis (Herz) • Zeigen sich in der Zunge (gute Beredsamkeit)
	Herz-Kreislauf und Drei-Erwärmer (kein direkter Bezug zu den Organen)	• Regulation des Wasserhaushaltes • Verteilung des Qi • Schutz des Herzens vor Schädigungen • Funktionale Ähnlichkeit mit dem Herzen
Wasser	Niere und Blase	• Beeinflussung der Fortpflanzung (Reproduktion und Sexualität) und des Wachstums • Speicherung der Essenz • Aufnahme von Wasser und Qi • Beeinflussung der Knochen, des Knochenmarks und der Zähne • Reinigung der Körpersäfte • Harmonisierung von Yin und Yang • Beeinflussung der psychischen Aktivität und des Willens • Zeigen sich durch die Ohren (hören)
Holz	Leber und Gallenblase	• Regulierung des freien, harmonischen Flusses des Qi • Speicherung von Blut • Beeinflussung der Sehnen, des Wachstums und der Bewegung • Zeigen sich durch die Augen (sehen)

Meridian	Chinesische Bezeichnung	Verlauf	Indikation
Herz-Meridian (He)	Shou Shao Yin Xin Jing	Mitte der Achselhöhle – Innenseite des Oberarms – Handinnenfläche – Nagel des kleinen Fingers	• Beschwerden des Kreislaufsystems • Herzfunktion • psychische und psychosomatische Störungen • Schlaf-, Konzentrations-, Bewusstseins- und Sprachstörungen • Depression • Verwirrung • Unruhe
Herz-Kreislauf-Meridian (KS) (auch Perikard-Meridian)	Shou Jue Yin Xin Bao Jing	Brustwarze – Achselhöhle – Oberarminnenseite – Ellenbeuge – Unterarminnenseite – Handinnenfläche - Mittelfingerspitze	• Übelkeit • Erbrechen • Kreislaufbeschwerden • Unruhe • psychosomatische Störungen
Leber-Meridian (Le)	Zu Jue Yin Gan Jing	Nagel des großen Zehs – Fußrücken – Innenknöchelvorderseite – Knieinnenseite – Oberschenkelinnenseite – Leiste – Schambereich – Bauch – Rippen - Brustwarze	• Verdauungsstörungen • Spasmen • Erkrankungen der Gallenblase • Schwindel • Sehbeschwerden • Reizbarkeit • innere Anspannung • Frustration • schlechte Stimmung • Depression • Launenhaftigkeit
Lungen-Meridian (Lu)	Shou Tai Yin Fei Jing	Mittlerer Erwärmer – Dickdarm – Magen – Lunge – Hals – äußere Schulter – Oberarm – Ellenbeuge – Unterarm – Handgelenk – Nagel des Daumens	• Erkrankungen der Lunge und Atemwege (Asthma, Infekte) • Schulter-Arm-Syndrom • Tennisellenbogen • Hauterkrankungen
Milz-Pankreas-Meridian (MP)	Zu Tai Yin Pi Jing	Großer Zeh – Fußinnenrand – Innenknöchel – Unterschenkel – Oberschenkel – Abdomen – Thorax	• Störungen der Verdauungsorgane und des Urogenitaltrakts • Bindegewebsschwächen • Ödeme • Menstruationsbeschwerden • emotionale Störungen, Trägheit • Grübeln • schlechte Stimmung • Denkbeschwerden

Nieren-Meridian (Ni)	Zu Shao Yin Shen Jing	Unterseite des kleinen Zehs – Fußsohle – Innenknöchel – Kniekehle – Unterschenkel – Oberschenkel – Leiste – Unterbauch – Oberbauch – Thorax – Brustbein-Schlüsselgelenk	• Erschöpfung • emotional-psychische Erkrankungen • Knochenstoffwechselstörung • Störungen des Urogenitalbereichs und der Sexualität
Blasen-Meridian (Bl)	Zu Tai Yang Pang Guang Jing	Innerer Augenwinkel – Augenbraue – Nacken – Rücken (Aufspaltung in zwei Hauptäste) – Beinrückseite – Wade – Ferse – kleiner Zeh	• Schmerzen von Wirbelsäule, Kopf, Knie und Fuß
Dickdarm-Meridian (Di)	Shou Yang Ming Da Chang Jing	Zeigefinger – Außenseite des Unterarms – Ellenbeuge – Oberarm – Schulter – Hals – Gesicht – Nasenflügel	• Erkrankungen der Lunge und Haut • Schwaches Immunsystem (Allergien, Fieber) • Beschwerden im Ellenbogen • Schulter und Gesicht
Drei-Erwärmer-Meridian (3E)	Shou Shao Yang San Jiao Jing	Ringfinger – Handrücken – Handgelenk – Unterarm – Oberarm – Hals – Ohr – Augenbraue	• Fieber • Rheuma • Störungen der Thorakal-, Abdominal- und Urogenitalregion
Dünndarm-Meridian (Dü)	Shou Tai Yang Xiao Chang Jing	Nagel des kleinen Fingers – Handkante – Unterarm – Oberarm – Schulterblatt – siebter Halswirbel – Unterkiefer – Wangenknochen - Ohr	• Schulterschmerzen • Nackenschmerzen • Erkrankung des äußeren Auges
Gallenblasen-Meridian (Gb)	Zu Shao Yang Dan Jing	Augenwinkel – Ohr – Schläfe – Stirn – Schädel (Aufspaltung in mehrere Äste) – Nacken – siebter Halswirbel – Schulter – Schlüsselbeingrube – Brustkorb – Hüfte – Oberschenkelaußenseite – Knie – Unterschenkelaußenseite – Fußaußenseite – Nagel des vierten Zehs	• Hexenschuss • Migräne • Verdauungsstörungen • Bewegungseinschränkungen der Muskeln und Sehnen • Mangel an Initiative • Entscheidungsfähigkeit und Mut
Magen-Meridian (Ma)	Zu Yang Ming Wei Jing	Gesicht – Schläfe – Hals – Thorax – Abdomen – Vorderseite des Oberschenkels – Knie – Fußrücken – Nagel des zweiten Zehs	• Störungen des gastrointestinalen Trakts • Erkrankungen im Gesicht (Kopfschmerzen, Migräne, Zahnschmerzen) • energetische Schwäche • Adipositas
Gouverneur/ Lenkergefäß	Du Mai	Mittellinie der Rückseite	
Konzeptionsgefäß	Ren Mai	Mittellinie der Vorderseite	

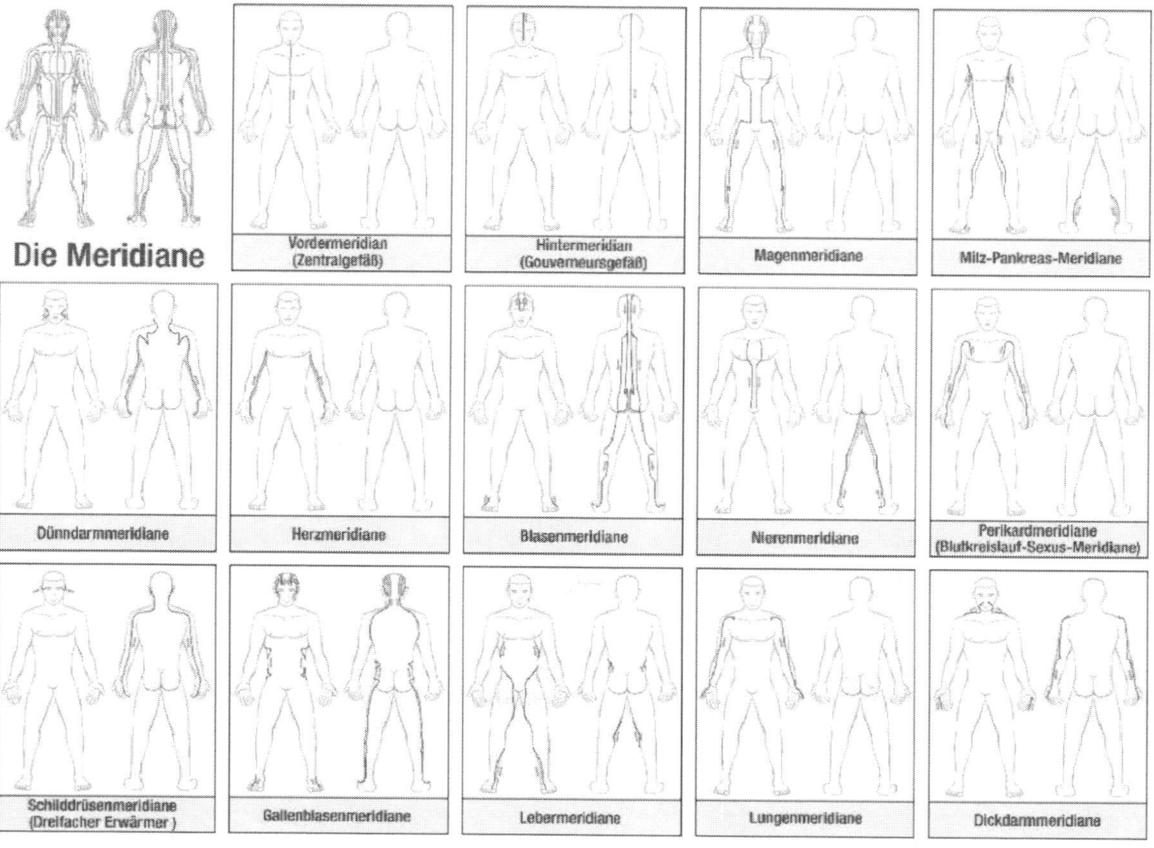
Die Meridiane
Vordermeridian (Zentralgefäß)
Hintermeridian (Gouverneursgefäß)
Magenmeridiane
Milz-Pankreas-Meridiane
Dünndarmmeridiane
Herzmeridiane
Blasenmeridiane
Nierenmeridiane
Perikardmeridiane (Blutkreislauf-Sexus-Meridiane)
Schilddrüsenmeridiane (Dreifacher Erwärmer)
Gallenblasenmeridiane
Lebermeridiane
Lungenmeridiane
Dickdarmmeridiane

Akupressurpunkte – der Schlüssel zur Heilung

Während die Meridiane des Körpers die strömende Lebenskraft beinhalten und somit sämtliche Funktionen regulieren, ob diese nun geistiger, körperlicher oder psychischer Natur sind, sind die Akupressurpunkte unser Zugang zu dieser überlebenswichtigen Energie. Durch die gezielte Einwirkung auf diese besonderen Stellen des Körpers, die auf den Energiebahnen zu lokalisieren sind, erreichen wir die mit den Meridianen verbundenen Organe, wodurch wir deren zugewiesene Aufgaben und Funktionen beeinflussen und von Störungen befreien können.

Auf den vierzehn Meridianen, also den zwölf Hauptmeridianen zuzüglich der zwei außerordentlichen Meridiane **Ren Mai** und **Du Mai**, befinden sich die **361 klassischen Akupunkturpunkte**. Der Vollständigkeit halber ist zu erwähnen, dass es zudem allerdings noch Extrapunkte gibt, die nicht auf den Meridianen zu finden sind, sondern außerhalb dieser Energiebahnen lokalisiert werden.
Egal, welchen Akupressurpunkt wir wählen – wir können grundsätzlich davon ausgehen, dass sich jeder der Punkte positiv auf den ausgewählten Meridian sowie auf die mit ihm verbundenen Organe, Gewebe und Sinnesorgane auswirkt. Somit mindert er auch die Störungen in diesen Bereichen. Außerdem erreicht die Reizung eines Akupressurpunkts auch den Meridian, der mit dem Energiekanal, auf dem der Punkt lokalisiert wurde, in Verbindung steht.

Akupressurpunkte könnten allgemein betrachtet in sogenannte **Lokal-** und **Fernpunkte** gegliedert werden. Erstere sind die Stellen, die im Bereich des Problems oder in dessen näherer Umgebung liegen, während Letztere die Punkte beinhaltet, die weiter entfernt von der Krankheit liegen.

Wenn Sie möchten, können Sie nach dem Einstieg in das Thema gern tiefer in die Materie der zahlreichen Akupressurpunkte durch das Heranziehen von detaillierten Fachbüchern eindringen. Für das Erlernen aller Akupunkturpunkte mit ihrer Lage, den Wirkungsweisen und deren Zusammenspiel mit dem Körper sowie den restlichen Meridianen ist das Absolvieren eines umfassenden Studiums vonnöten. Deshalb darf eine Akupunktursitzung nur von einem ausgebildeten Experten durchgeführt werden. Dennoch ist die Selbstbehandlung mithilfe der in diesem Buch vorgestellten Punkte möglich, denn die Akupressur greift im Gegensatz zu der Akupunktur nicht so drastisch in die Funktionsweise des Körpers ein, wodurch bereits die reduzierte Auswahl an vorgestellten Akupunkturpunkten eine erfolgreiche Therapieanwendung ermöglicht.

TRIGGERPUNKTE

Kaum jemand kann heute noch von sich behaupten, dass er komplett schmerzfrei durch das Leben geht. Irgendwo haben wir doch alle unsere kleinen Wehwehchen und manchmal haben wir uns sogar abgewöhnt, bestimmte Bewegungen auszuführen, die besonders viel Unwohlsein in uns auslösen. Doch ist es wirklich die Lösung, die Symptome zu ignorieren und zu hoffen, dass das Problem schon irgendwann von allein verschwinden wird? Das muss es nicht sein, denn der Schlüssel zu einem schmerzfreien Leben liegt bereits vor

Ihnen, Sie müssen ihn nur noch anwenden. In etwa achtzig bis neunzig Prozent der Schmerzen, die wir in unserem Alltag verspüren, uns belasten und häufig sogar die Ausübung unsere Tätigkeiten erschweren, können ihren Ursprung in den sogenannten Triggerpunkten finden. Wenn wir von den am häufigsten auftretenden Schmerzpunkten sprechen, dann sind die myofaszialen Triggerpunkte gemeint. Der Name verrät bereits, wo sich die Punkte befinden: „myo" steht für Muskel, sodass wir dieses Phänomen im Muskelgewebe auffinden.

Ein Triggerpunkt ist eine **Verhärtung in den Muskeln**, welcher aufgrund seiner Eigenschaft der Hyperirritabilität sehr schmerzhaft ist. Das Drücken dieser speziellen Stelle kann, ebenso wie die Belastung und die Kontraktion des Muskels, das körperliche Unwohlsein auslösen. Wenn sich ein Bündel von angespannten Muskelfasern bildet, welche auch als Hartspannstrang bezeichnet werden, liegen dort direkt im Zentrum Verhärtungen, oder auch der Kontraktionspunkt. Er markiert die Zone der maximalen Schmerzhaftigkeit, welche von geschulten Therapeuten durch das Tasten lokalisiert werden kann. Diese Triggerpunkte werden als Knubbel oder spürbare Knoten erspürt, die, wenn man mehr oder weniger stark drückt, für den Betroffenen sehr schmerzhaft sind. Die ertastbaren Verhärtungen des Muskels entstehen durch die dauerhafte Kontraktion der Sakromere innerhalb der gebündelten Muskelfasern. Sakromere bilden, wenn wir uns den Aufbau der Muskeln genauer anschauen, die kleinste Muskeleinheit, welche sich zusammenziehen und ausdehnen kann. Wenn diese also ständig verkürzt sind, sich demnach zusammenziehen, ist die Funktionsweise des Muskels negativ beeinflusst und wir nehmen das als Schmerz wahr. Die Energien können nicht mehr durch die Bahnen fließen, sodass eine Blockade entsteht. Wie es dazu kommen kann, ist noch nicht vollständig geklärt, doch eine Fehl- und Überbelastung der Muskeln kann sehr wahrscheinlich die Bildung dieser Stellen begünstigen.

Die **latenten Triggerpunkte** verursachen nur bei der Berührung und der Anwendung von Druck Unwohlsein, während die aktiven bei normaler Bewegung und sogar bei einem ruhenden Körper zu spontanen schmerzhaften Reaktionen führen. Die Problemzone muss dabei nicht immer auch exakt mit der reizenden Stelle übereinstimmen, so kann es zum Beispiel auch zu Kopfschmerzen kommen, obwohl sich der Triggerpunkt in einem ganz anderen Körperbereich befindet. Hier sprechen wir von der Schmerzübertragung, welche uns wieder einmal verdeutlicht, wie sehr alles zusammenhängt, außerdem erinnert es uns daran, den Körper als ein Ganzes zu betrachten. Das zentrale Nervensystem ist für die Übertragung von Schmerzen verantwortlich, denn so kann die Reizung eines Triggerpunktes in andere Körperregionen geleitet werden, wo Nerven stimuliert werden und der Patient eine Reaktion verspürt. Diese kann sich in Form von Muskelschwäche, Einschränkungen in der Bewegungsfähigkeit, unkontrollierten und plötzlich auftretenden Bewegungen sowie natürlich in Form von Schmerzen zeigen.

In dieser Hinsicht sind sich die Triggerpunkte und die Akupressurpunkte gar nicht so unähnlich, denn in beiden Fällen verbindet ein Netzwerk aus energetischen Bahnen die Bereiche des Körpers miteinander. Diese Herangehensweise, welche den ganzen Körper betrachtet, ermöglicht es uns, Probleme auch aus einem anderen Blickwinkel zu betrachten. Statt also nur eine lokale Stelle zu behandeln, erweitern wir unser Sichtfeld auf den ganzen Körper aus, welcher in verschiedenen Zonen das Problem aufzeigt, indem er Symptome anzeigt.

Die Triggerpunkte sind demnach ähnlich der Akupressurpunkte unser Zugang zur Energieblockade. Durch die Behandlung der Punkte erreichen wir das Zentrum des Problems, ohne dass wir uns dabei zwangsläufig in der Nähe von diesem befinden. Wirken wir auf die Stellen ein, machen wir uns das Netzwerk der Energie zunutze, welches sich über den gesamten Körper zieht, indem wir die Energien durch die Bahnen an die jeweilige benötigte Region senden, um dort eine Entspannung, Loslösung und Auslösung zu erwirken. Herkömmlicherweise werden Triggerpunkte durch unterschiedliche Massagetechniken behandelt, bei denen unter anderem der Therapeut lange Zeit auf die Schmerzstelle drückt. Auch auf eine Art der Akupunktur, das sogenannte Dry Needling, wird gern zurückgegriffen, wobei die in die Muskelfaser eingeführte Nadel die Problemzone auflösen soll. Die Akupressur im Zusammenhang mit der Behandlung von Schmerzen durch die Triggerpunkte ist eine weitere Methode, welche das Problem beheben kann. Auch in der Selbstbehandlung können diese Stellen ausfindig gemacht werden, wodurch sie mit den noch vorgestellten Techniken bearbeitet werden können.

Triggerpunkte am eigenen Körper verorten

Wie können Sie nun die Triggerpunkte an Ihrem eigenen Körper verorten? Um die schmerzende Stelle effektiv in der Selbstbehandlung zu bearbeiten, ist es besonders wichtig, den Triggerpunkt möglichst genau zu lokalisieren. Dabei können Sie einfach mit Ihrem Gefühl arbeiten, lassen Sie sich also von Ihrer persönlichen Wahrnehmung leiten. Machen Sie zunächst die grobe Körperregion ausfindig, die Ihnen Schmerzen bereitet. Tasten Sie sie nun so lange ab, bis Sie sich der Problemzone spürbar nähern. Arbeiten Sie mit verschiedenen Intensitäten von Druckausübung mit Ihren Händen und eventuell gelingt es Ihnen, nicht nur das Zentrum des Schmerzes auszumachen, sondern auch den Triggerpunkt, den typischen Knubbel oder Knoten im Muskel, zu erspüren. Dies ist aber nicht zwingend notwendig für eine erfolgreiche Selbstbehandlung, denn auch wenn Sie gering von der eigentlichen Problemzone abweichen, werden Sie dennoch die Schmerzen drastisch reduzieren können. Achten Sie auch darauf, dass Sie sich in einer Muskelregion befinden, also nicht auf einen Nerv drücken. Dies kann ebenso schmerzhaft sein, es ist aber keine Stelle, die durch Massagen gelindert werden kann. Wenn Sie allerdings auf einen reizbaren Punkt im Muskel drücken, ist es sehr wahrscheinlich, dass Sie einen Triggerpunkt erwischt haben.

Einige Stellen des Körpers sind prädestiniert für Triggerpunkte. In diesen Bereichen haben die meisten Menschen Probleme mit schmerzenden Muskeln, weshalb nun eine Auflistung dieser und deren Auswirkung in Form von schmerzhaften Beschwerden folgt. Das Schöne an der Selbstbehandlung ist, dass Sie am eigenen Leib eine sofortige Reaktion auf Ihre Selbstanwendung verspüren. So können Sie ganz genau hinhören, was Ihnen guttut, welche Technik sich nicht gut anfühlt oder wie viel Druck Sie ausüben können, damit es sich gut anfühlt. Das erfordert, dass Sie sich die Zeit nehmen, um die Behandlung in Ruhe durchzuführen, sodass Sie den Antworten Ihres Körpers lauschen können und sich selbst nicht übergehen. In dem Kapitel zur praktischen Anwendung erfahren Sie dazu mehr, unter anderem, wie Sie mit den Grundtechniken für eine deutliche Schmerzlinderung sorgen können.

Körperbereich, in dem sich die Muskeln befinden	**Probleme, die sich durch Triggerpunkte auf den Muskeln ergeben können**	**Muskeln, die Triggerpunkte beherbergen und die Beschwerden auslösen**
Nacken und Hals	• Kopfschmerzen • Nackenschmerzen • Schulterschmerzen • Oberarmschmerzen • Rückenschmerzen	• Scaleni • Splenius captitis • Splenius cervics • Sternocleidomastiodeus • Suboccipitales • Trapezius
Kopf, Gesicht und Kiefer	• Stirnschmerzen • Kopfschmerzen • Gesichtsschmerzen • Kieferschmerzen • Wangenschmerzen • Halsbeschwerden	• Buccinator Digastricus • Frontalis • Occipitalis • Masseter • Platysma • Pterygoideus lateralis • Temporalis • Zygomaticus major
Brust, Schulter und oberer Rücken	• Steifer Nacken • Schulterschmerzen • Schultergelenkschmerzen • Schmerzen am Brustkorb und an den Rippen • Rückenschmerzen • Armschmerzen • Fingerschmerzen • Starke Bewegungseinschränkungen	• Deltoideus • Infraspinatus • Interkostalmuskulatur • Latissiumus dorsi • Levator scapulae • Pectoralis major • Pectoris minor • Serratus anterior • Serratur posterior superior • Sternalus • Subclavius • Supraspinatur • Teres major • Teres minor

Rücken, Bauch und Hüfte	• Steifheit des unteren Rückens • Rückenschmerzen • Ischiasschmerzen • Oberschenkelschmerzen • Bauchschmerzen • Kreuzschmerzen • Gesäßschmerzen • Schmerzen im Brustkorb	• Gluteus maximus, medius, minimus • Iliopsoas • Paraspinale Rückenmuskulatur • Piriformin • Quadratur lumborum • Rectus abdominis • Tensor fasciae latae • Zwerchfell
Oberarme und Ellenbogen	• Ellenbogenschmerzen • Tennisellenbogen • Oberarmschmerzen • Schmerzen in der Ellenbbeuge	• Anconeus • Bizeps brachii • Brachialis • Coracobrachialis • Trizeps brachii
Unterarme und Ellenbogen	• Tennisellenbogen • Handrückenschmerzen • Griffschwäche • Karpaltunnelbeschwerden • Unterarmschmerzen • Handgelenkschmerzen	• Brachioradialis • Extensor carpi radialis brevis, carpi radialis longis, carpi ulnaris, digitorum • Flexor carpi ulnaris, carpi radialis • Palmaris longus • Pronator teres • Supinator
Hand und Handgelenk	• Daumenschmerzen • Handgelenkschmerzen • Beschwerden der Handinnenfläche • Karpaltunnelbeschwerden	• Adductor pollicis • Interossei, Lumbricales und Abductor digiti • Opponens pollicis
Oberschenkel (Hüfte bis Knie)	• Beinschmerzen • Beschwerden der Kniekehle • Hüftbeschwerden	• Adduktoren • Ischiocrurale Muskulatur • Quadriceps femoris • Sartorius
Unterschenkel (Knie bis Sprunggelenk)	• Wadenschmerzen • Knieschmerzen	• Gastrocnemius • Peronen • Plantaris • Popliteus • Soleus • Tibialis anterior • Tibialis posterior

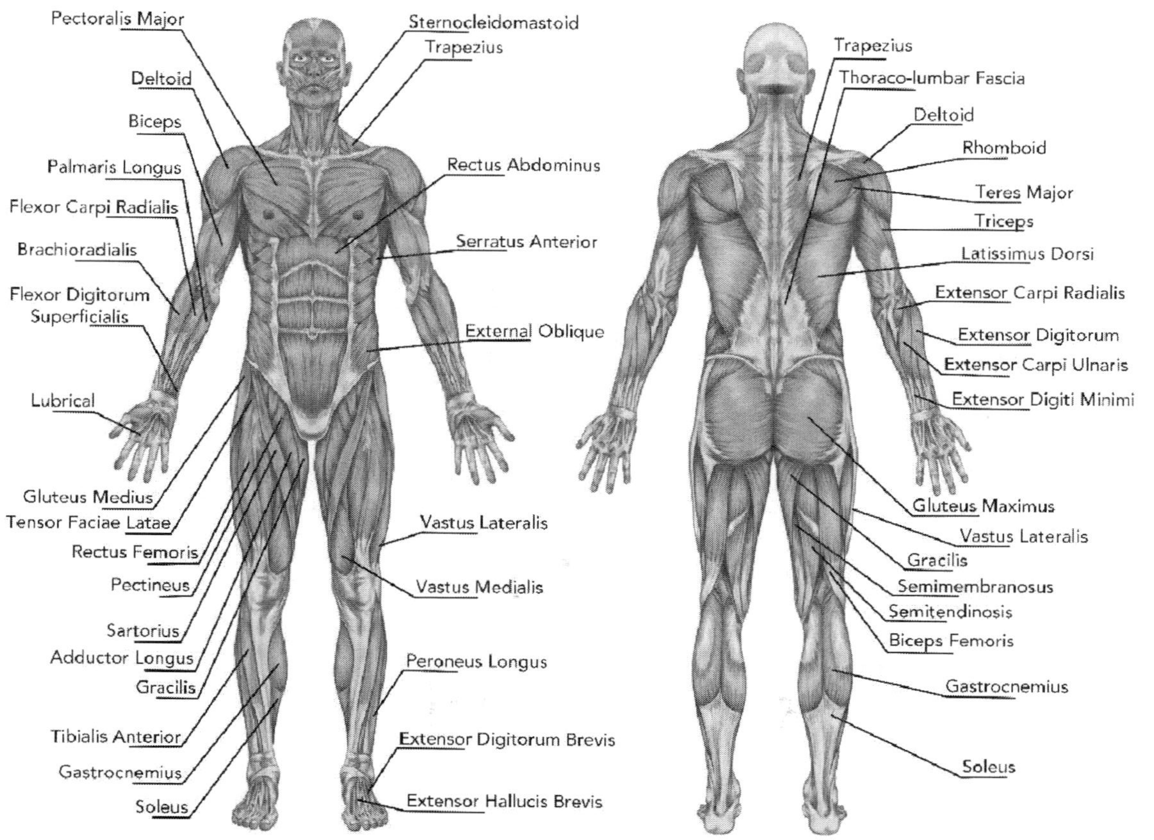
Pectoralis Major
Deltoid
Biceps
Palmaris Longus
Flexor Carpi Radialis
Brachioradialis
Flexor Digitorum Superficialis
Lubrical
Gluteus Medius
Tensor Faciae Latae
Rectus Femoris
Pectineus
Sartorius
Adductor Longus
Gracilis
Tibialis Anterior
Gastrocnemius
Soleus
Sternocleidomastoid
Trapezius
Rectus Abdominus
Serratus Anterior
External Oblique
Vastus Lateralis
Vastus Medialis
Peroneus Longus
Extensor Digitorum Brevis
Extensor Hallucis Brevis
Trapezius
Thoraco-lumbar Fascia
Deltoid
Rhomboid
Teres Major
Triceps
Latissimus Dorsi
Extensor Carpi Radialis
Extensor Digitorum
Extensor Carpi Ulnaris
Extensor Digiti Minimi
Gluteus Maximus
Vastus Lateralis
Gracilis
Semimembranosus
Semitendinosis
Biceps Femoris
Gastrocnemius
Soleus

Nachdem Sie also erfolgreich Ihre persönlichen schmerzenden Stellen am Körper lokalisiert haben, können Sie zur Selbstbehandlung übergehen. Die Behandlung einiger Stellen gestaltet sich schwierig, wenn sie schwer zu erreichen sind und dadurch zu Anspannungen führen, weshalb sie sich eher weniger zur Selbstbehandlung eignen. Jedoch können die meisten Triggerpunkte ohne Probleme eine Massage erhalten, ohne dass Sie sich dabei verbiegen müssen. Wichtig ist es, dass Sie es bei der Selbstbehandlung nicht übertreiben, sondern immer Ihren Körper und Ihre Selbstwahrnehmung respektieren. Sie dürfen gern etwas mehr Druck auf den Triggerpunkt ausüben, wobei Sie darauf achten, dass Sie auch wirklich das Zentrum bearbeiten und nicht um die Problemzone herum massieren. Spielen Sie ruhig mit den verschiedenen Massagetechniken und der Intensität des Drucks, um eine Reaktion zu erhalten, doch wenn der Schmerz zu stark wird, sollten Sie sich selbst zuliebe wieder einen Schritt zurückgehen. Es darf ein sogenannter Wohlfühlschmerz entstehen, der gut auszuhalten ist, aber nicht für Krämpfe und Unwohlsein sorgt. Wenn Sie das Level des Gefühls auf einer Skala von eins bis zehn bewerten müssten, sollte es sich etwa zwischen vier bis sieben befinden. Wenn Sie darüber hinaus gehen, könnten Sie eventuell eine Verschlimmerung der Beschwerden herbeiführen, denn dies irritiert das Nervensystem.

WIRKUNGSWEISE

Wie wirkt nun die Akupressur und welche Verbindung besteht zwischen Akupressurpunkten und Beschwerden? Wie gelingt es, mit der Heiltechnik Krankheiten zu lindern?

Wie frei die Lebensenergie in den Meridianen fließt, gibt laut der Traditionellen Chinesischen Medizin genauestens Aufschluss darüber, wie gesund ein Mensch ist. Stagniert der Fluss, herrscht die Krankheit vor. Analog dazu zeigt sich wahre Gesundheit in den blockadefreien Meridianen, wodurch die Lebenskraft alle Stellen des Körpers erreichen kann. Die Energiekanäle können an den Akupressurpunkten stimuliert werden und dank des komplexen Meridiansystems weisen sie eine enge Verbundenheit mit den inneren Organen auf. Sie stehen in einer wechselseitigen Beziehung zueinander, das heißt, dass sich Störungen und Blockaden zum Beispiel der Lunge oder des Dickdarms auch an der Oberfläche des Körpers in der Form von Symptomen zeigen werden, die wir allgemein als Krankheiten wahrnehmen.

Diese Verbindung wirkt auch umgekehrt, was genau das Prinzip ist, das wir uns bei der Akupressur zunutze machen: Wird auf einen Akupressurpunkt durch verschiedene Techniken Druck ausgeübt, bleibt das ihm zugehörige Organ nicht unbeeinflusst. Die Stimulierung der Energien an der Körperoberfläche wird in unser Inneres geleitet, bestenfalls zum Ursprung der Krankheit. Dort soll die Druckmassage die ins Stocken geratene Energien, welche für die psychischen und physischen Beschwerden verantwortlich sind, befreien, sodass diese wieder in den Fluss geraten, Blockaden lösen und für eine ganzheitliche Gesundheit sorgen.

Der Körper als energiezentriertes System

Die meisten Menschen glauben heutzutage, dass wir allein aus den Bausteinen bestehen, die unseren Körper bilden. Auch die Medizin und die Wissenschaften vermitteln uns das Bild, wir seien nur auf der materiellen Ebene existent. Es wird davon ausgegangen, dass nur das real ist, was wir auch anfassen können, das heißt genauer, dass ausschließlich unser Körper greifbar und demnach lebendig ist. Doch was hält uns zusammen? Was ist diese geheimnisvolle Kraft, die unseren Zellen verrät, was sie zu tun haben? Wo liegt der Ursprung unseres Seins?

Um diese Fragen klären zu können, müssen wir den eingeschränkten Horizont der westlichen Wissenschaft verlassen und unsere Sichtweise anpassen. Um die Wirkungsweise der Akupressur zu verstehen, reicht es nicht aus, auf das Wissen der uns bekannten Biologie und Medizin zu vertrauen. Wir müssen einen Schritt in die Welt dahinter gehen, welche den Körper als ein energiezentriertes System betrachtet.

Energie ist es, die die Funktionen in unserem Körper steuert. Energie ist es, die uns am Leben erhält. Energie ist es, auf die wir uns konzentrieren müssen, wenn wir gesund werden wollen.

Viele Völker der Erde vertreten alte Gesundheitslehren, welche darauf aufbauen, dass wir mehrere Energiekörper besitzen, die durch Kanäle und gewisse Punkte miteinander verbunden sind. In diesem Zusammenhang steht auch die sogenannte Lehre der Chakren, welche im Rahmen eines kleinen Exkurses in diesem Buch noch näher betrachtet wird.

BALANCE AUF DER KÖRPEREBENE

Über die materiellen Organe und Gefäße hinaus existiert in unserem Körper eine Ebene, die von Energie gespeist wird. Die Kraft, die wir aus der Nahrung gewinnen, ist dabei nur ein Puzzleteil des Gesamtbildes. Ebenso ziehen wir Energien aus den Beziehungen zu den Menschen, mit denen wir uns umgeben. Sie können uns Kraft schenken oder Kraft rauben, je nachdem, wofür wir uns entscheiden. Auch die Sonnenenergie und die Energie, die wir aus der Erde ziehen, nähren uns. All die Energie, die durch unsere Ernährung und unsere allgemeine Lebensweise in uns einströmt, nützt uns nur so lange etwas, wie wir sie auch im Körper halten und kultivieren können. Wenn die Leitbahnen wie ein Stau auf der Straße den Verkehr verstopfen oder wie ein Loch in der Flasche die Flüssigkeit entweichen lassen, ist es nicht von Belang, mit wie viel Energie wir zuvor das System gespeist haben. Neben der Aufnahme von Kraft ist es demnach ebenso wichtig, dass wir dafür sorgen, dass der Energiekreislauf im Körper gewährleistet ist.

Wie wir das Leben sehen und angehen, entscheidet maßgeblich darüber, ob unsere inneren Organe ihre Aufgaben gut erfüllen können. Wenn die Psyche ungesund ist, zieht sie zu viel Kraft aus dem System, sodass wir davon ausgehen können, dass Körper und Geist gemeinsam darüber entscheiden, wie gesund wir sind.

Hegen wir lebensfeindliche Gedanken, die sich daraus ergeben, weil wir unzufrieden mit unserem Job, unserer Wohnung und unglücklich in unserer Beziehung sind, können wir auch körperlich nicht gesund sein. Emotionen wie Frust, Wut, Hass, Enttäuschung oder Zorn sowie Stress durch emotionale Anspannung rauben uns wichtige Lebensenergie, die so nicht mehr für die wichtigen Körperfunktionen zur Verfügung steht.

Auch wenn wir das Leben als schmerzhaft und gnadenlos, das Schicksal als einen Feind und die anderen Menschen als eine Bedrohung ansehen, befinden wir uns dauerhaft in einem gestressten Zustand. Für unseren Körper wirkt es so, als würden wir uns ständig in einem Überlebenskampf befinden. Dabei ist es für ihn nicht relevant, ob die Gefahr nun gerade real und greifbar oder nur ein im Kopf abgespieltes Szenario ist. Die Reaktion des Körpers ist in beiden Fällen identisch: Das System schaltet seinen Betrieb auf den Überlebensmodus, sodass es die Energie aus allen zweitrangigen Kreisläufen herauszieht und in die Bewältigung des aufgetretenen Stresses steckt. Dabei bleiben die sonst normal ablaufenden Funktionen auf der Strecke, ebenso wie die Prozesse, die ständig mit der Bewältigung von Störungen und Blockaden beschäftigt sind. Verstehen Sie das nicht falsch: Dieser Mechanismus ist für den Menschen überlebenswichtig, da er uns so ermöglicht, in Gefahrensituationen richtig zu handeln und zu überleben. Doch wenn wir aufgrund unserer Gedanken dauerhaft in dieser Schleife stecken, schadet es dem Körper. Normalerweise, wenn wir im Einklang mit der Natur leben, hält dieser Überlebensmodus nur für eine kurze Zeit an, bis wir eben von dem Tiger weggelaufen sind und uns in Sicherheit gebracht haben. In der heutigen Welt nimmt unser Körper es so wahr, dass wir dauerhaft, ja, sogar jahrelang, vor der Bedrohung fliehen müssen und diese einfach nicht abnimmt und beseitigt werden kann. So verursacht der ungesunde Geist Beschwerden und Krankheiten des Körpers.

Um aus diesem Kreislauf auszubrechen, müssen wir die Balance auf der körperlichen Ebene wiederherstellen. Wir müssen dafür sorgen, dass wir uns entspannen können, und mithilfe von wertvollen Heilmethoden können wir das Ungleichgewicht in unserem energiezentrierten System beseitigen. Nicht zu unterschätzen ist dabei unsere Lebensweise, welche wir ebenso anpassen und harmonisieren müssen, ansonsten beseitigen wir nicht die Ursache unserer Beschwerden. Solange wir nicht an der Grundursache arbeiten, werden die Symptome immer wieder auftreten.

ES IST NICHT NORMAL, SICH NICHT GUT ZU FÜHLEN

Wenn wir uns unwohl fühlen und krank sind, ist das ein ganz klares Zeichen dafür, dass etwas nicht stimmt. Es dominiert eine Disharmonie in uns und unser System ist gestört. An einer oder mehreren Stellen scheint eine Dysbalance vorzuherrschen, welche sich auf den ganzen Körper auswirkt. Sie beeinflusst unsere Lebensenergie, sodass die Organe und Gewebe, welche normalerweise mit dem Ausführen ihrer Aufgaben und Funktionen den Kreislauf am Laufen halten, nicht mehr richtig arbeiten und nur noch eingeschränkt tätig sind. Unsere Wehwehchen und Beschwerden sind nur die sich auf materieller Ebene manifestierten Anzeichen eines erkrankten Energiesystems. Doch die Störung war schon vorher da, erst mit der Ansammlung von Blockaden zeigt sie sich für uns nicht mehr nur spürbar, sondern auch sichtbar.

Es ist nicht normal, sich nicht gut zu fühlen, denn unser Körper als ein energiezentriertes System ist darauf ausgelegt, optimal und effizient zu funktionieren. Normalerweise tut er das ohne Probleme, denn er ist in der Lage, auch mit kleineren Störungen zu arbeiten und sie zu beseitigen. Erst wenn sie sich ansammeln und den Körper überfordern, werden sie zu einem Problem. Doch wenn wir dem nicht entgegenwirken, kein Wissen bezüglich der Funktionsweisen unserer materiellen Form besitzen und keine Rücksicht auf die harte Arbeit unseres Körpers nehmen, leiden wir letztendlich selbst darunter – wir sind der Leidtragende, der mit den Konsequenzen unserer Lebensweise zu leben hat. Es reicht nicht aus, dass wir unseren Blick allein auf die Beschwerden richten, die sich uns in diesem Moment zeigen. Wir müssen unseren gesamten Körper betrachten, mit all den Faktoren, die unsere Gesundheit beeinflussen, wenn wir wirklich etwas ändern wollen.

Neben unzähligen hilfreichen Therapieformen und Heilmethoden, wie der Akupressur, ist es grundsätzlich immer empfehlenswert,

- dass Sie sich mit viel Sonnenschein und frischer Luft umgeben,
- dass Sie auf reines Wasser und eine gesunde und natürliche Ernährung zurückgreifen,
- dass Sie sich innerlich und äußerlich durch eine umfassende Hygiene sauber halten,
- dass Sie durch ausreichende Bewegung Ihren Körper und Geist fit und vital erhalten, außerdem
- dass Sie sich durch regelmäßige und echte Entspannung sowie genügend erholsamen Schlaf ausruhen.

Diese sind die wohl bedeutendsten Faktoren, die es innerhalb eines jeden Lebensstils zu berücksichtigen gilt. Jeder kann auf diese Punkte achten, noch bevor es zu einer medizinischen Behandlung der Beschwerden kommen muss. Die grundsätzlichen Eckpfeiler einer gesunden Lebensweise sollten nicht erst beachtet werden, wenn es bereits zu spät ist und Sie an einer Krankheit leiden. Nutzen Sie sie als Präventionsmaßnahmen, die die körperlichen und geistigen Beschwerden von vorneherein verhindern. Sehen Sie die genannten

Faktoren als eine Auflistung von Werkzeugen, welche bezüglich Ihres Körpers und Geistes sowie Ihrer Energien das Milieu so rein halten, dass keine Verschmutzung in Form von Krankheit hier Fuß fassen kann. Wenn Sie darauf achten, was Sie in sich hineingeben, womit Sie sich umgeben, wie Sie mit Ihrem Körper umgehen und dass Sie ihm genügend Erholung bieten, dann geben Sie Ihrem Körper die Möglichkeit, Energie zu kultivieren, zu verteilen und an die benötigten Stellen zu senden. Sie können sich so selbst heilen, und das auf einer alltäglichen Basis. Es muss also nicht immer zu einer Krankheit mit unerträglichen Symptomen und einem schwerwiegenden Verlauf kommen, bis eine Veränderung eintritt und durch Behandlungen eine Heilung geschieht. Lassen Sie es nicht erst so weit kommen und geben Sie auf sich acht, denn es ist nicht normal, sich nicht gut zu fühlen.

Die Bewegung in der Natur ist wohl die schönste Art und Weise, die Welt um uns herum mit all unseren Sinnen wahrnehmen zu können. Es ist längst kein Geheimnis mehr, dass regelmäßige Bewegung zur Gesundheit sowie zum Wohlbefinden beiträgt, uns fit hält und das Risiko für potenzielle, zukünftige Krankheiten mindert. Doch vor allem die Bewegung in der Natur hat nicht nur auf unseren Körper, sondern insbesondere auch auf unsere Seele eine ganz besondere positive Wirkung. So helfen regelmäßige Spaziergänge in der Natur nicht nur bei der Stärkung des Immunsystems sowie der Vorbeugung von Krankheiten, sondern auch zum Krafttanken und zum Entschleunigen. Wissenschaftler konnten in ihrer Studie mit mehr als 300.000 Teilnehmenden aufzeigen, dass die Gesamtsterblichkeitsrate der Menschen, die regelmäßig an der frischen Luft spazieren gehen, um etwa 20 bis 30 Prozent geringer war als bei den Menschen, die keine körperlichen Aktivitäten ausüben. Darüber hinaus wirkt eine grüne Umgebung wie Balsam für die Seele. Ein Aufenthalt in der Natur führt dazu, dass der Spiegel des Stresshormons Cortisol absinkt, was sich beispielsweise auf Depressionen, Übergewicht und sogar Herz-Kreislauf-Erkrankungen fördernd auswirkt. Japan hat die positive Auswirkung der Natur auf den menschlichen Körper und den menschlichen Geist bereits vor Jahren erkannt. Denn dort ist das sogenannte Shinrin-Yoku, das Baden im Grünen, bereits seit den 1980er-Jahren sehr populär. Durch das bewusste Meditieren während des Waldbadens sollen etwa Stress und sogar Depressionen gelindert werden können.

> **Shinrin-Yoku** bedeutet übersetzt „Waldbaden". Nehmen Sie sich einen Tag lang Zeit und machen Sie einen Spaziergang im Wald. Hierbei geht es nicht nur darum, durch einen Wald zu laufen, sondern diesen mit all Ihren Sinnen wahrzunehmen. Nehmen Sie nicht nur die Geräusche sowie die Gerüche wahr und genießen Sie nicht nur die schöne Aussicht im Grünen, sondern lassen Sie einfach mal die Natur auf Sie wirken. Naturspaziergänge haben nicht nur eine entspannende Wirkung, sondern senken auch den Blutdruck und hellen die Stimmung auf – das konnte sogar die Wissenschaft nachweislich belegen. Aus diesem Grund verschreiben japanische Ärzte ihren Patienten mittlerweile sogar Aufenthalte in der Natur sowie Spaziergänge im Wald auf Rezept.

Regelmäßige Waldbäder haben sowohl auf den Körper als auch auf den Geist eine heilende Wirkung. Sie tragen nicht nur zur Stärkung des Immunsystems und zur Stressreduktion bei, sondern fördern darüber hinaus auch den Schlaf, steigern die Kreativität und fördern die Konzentrationsfähigkeit.

Verbindung zur TCM

Die Traditionelle Chinesische Medizin ist der Ausgangspunkt, auf dem sich die Akupressur, die in diesem Buch thematisiert wird, begründet. Im Vergleich zu der uns bekannten westlichen Medizinvorstellung, welche sich einzig auf die Naturwissenschaften konzentriert, ist die alte chinesische Gesundheitslehre eine **funktionale** Wissenschaft. Das bedeutet, dass sie die Funktionen des Lebens und die energetischen Vorgänge im Zusammenhang mit dem Menschen genaustens betrachtet. Die Basis, auf der die Traditionelle Chinesische Medizin aufbaut, liegt im **Taoismus**, der die Natur als einen von dem Menschen untrennbaren Aspekt sieht und durch Erfahrung lehrt, sowie im **Konfuzianismus**, der sich wiederum mit Ordnung, Strukturen und dem Finden von Lösungen beschäftigt.

Ein kurzer geschichtlicher Einblick

Wann genau die Traditionelle Chinesische Medizin ihre Anfänge fand, ist stark umstritten, sodass einige Quellen von vor mehr als zweitausend, während andere von vor mehr als sechstausend Jahren sprechen. Worin sich jedoch alle einig sind, ist, dass dieses Wissen rund um die Gesundheit bereits sehr, sehr alt ist und dennoch über die Jahrtausende bestehen geblieben ist sowie seitdem beständige und unzählbare Erfolge vorweist. Von den Anfängen, die vorwiegend schamanischer Natur waren, bis hin zu der heutigen Praxis hat sich einiges verändert, weiterentwickelt und spezialisiert. Mitte des 19. Jahrhunderts gewann durch die Entdeckung der Technik die Wissenschaft an Bedeutung, sodass das alte chinesische Wissen für etwa einhundert Jahre fast in Vergessenheit geraten ist. Erst Mitte des 20. Jahrhunderts erkannte man, dass die westliche Medizin nicht frei von Nebenwirkungen und Grenzen ist, sodass die traditionelle Gesundheitslehre aus dem fernen China für medizinische Zwecke herangezogen wurde und so wieder aufblühen konnte. Die typische Bezeichnung, die nicht aus Asien stammt, erhielt sie erst in den Jahren der Nachkriegszeit durch die westliche Welt, während sie sich über die Landesgrenzen Chinas hinweg verbreitete. Als die politische Öffnung des Landes in den 70ern erlaubt wurde und dadurch die Kultur und das Wissen nach außen dringen konnte, erlangten die alten Heiltechniken, darunter die Akupressur, einen Aufschwung in den westlichen Ländern. Seit jeher ist sie auch allgemein in unserer Gesellschaft bekannt und wird dank ihres Ansatzes und Erfolgs von vielen Praktizierenden und Geheilten angepriesen.

Die fünf Säulen der Traditionellen Chinesischen Medizin

Im Zusammenhang mit der chinesischen Gesundheitslehre wird auch von den fünf Säulen gesprochen. Diese bilden die fünf unterschiedlichen und ganzheitlichen **Behandlungsformen**, die die Ansätze der Traditionellen Chinesischen Medizin vereinen und für einen gesunden Körper und Geist angewendet werden. Da sie sich äußerst positiv auf den menschlichen Körper auswirken, ist die Integration der Therapiemethoden in den Heilprozess eine ratsame Idee. Auch wenn Sie möglicherweise nicht auf die westliche Medizin verzichten möchten, stellen die Säulen der klassischen chinesischen Gesundheitslehre eine hervorragende Ergänzung dar, wodurch Sie möglicherweise sogar die Eingriffe durch die westliche Medizin reduzieren können.

1. Säule

Die erste Säule wird durch die **Akupunktur** und **Moxibustion** dargestellt. Ersteres ist vermutlich eine der populärsten Heilmethoden der chinesischen Medizin und wurde bereits kurz im ersten Kapitel des Buches betrachtet. Um die Lebensenergie wieder anzuregen, werden verschiedene Nadeln verwendet und an den Akupunkturpunkten in die Haut gestochen, die von einem erfahrenen Therapeuten für die Behandlung der jeweiligen Erkrankung ausgewählt wurden. Die spitzen Werkzeuge stimulieren das Gewebe und durch die Meridiane gelangt die Energie zu den betroffenen Stellen und Organen des Körpers. Es werden verschiedene Techniken, wie zum Beispiel das Bewegen, Drehen oder Elektrisieren der Nadeln, während einer Akupunktursitzung angewendet, außerdem können sie entweder nur kurz oder auch mehrere Tage in der Haut verbleiben, um eine schmerzstillende und heilende Wirkung zu erzielen. Bei der Moxibustion wird mit der Erwärmung im Zusammenspiel mit getrocknetem Beifußkraut auf den Akupunkturpunkten gearbeitet, was eine weitere Technik zur Lösung eines Energiestaus in dem menschlichen Körper ist. Diese Methode wird in einem späteren Kapitel im Rahmen der Akupressur noch einmal ausführlicher behandelt.

2. Säule

Der zweite Grundpfeiler der Traditionellen Chinesischen Medizin wird durch die **chinesische Arzneimitteltherapie** repräsentiert. Diese basiert vor allem auf dem Wissen und der Anwendung von Heilpflanzen, in vereinzelten Fällen werden auch Mineralien und tierische Bestandteile verwendet. Die Wirkstoffe werden von geschultem Personal genau auf die Beschwerden des Patienten abgestimmt, die zuvor diagnostiziert wurden. Extrakte, Pillen, Tees, Arzneimittelsuds und Pulver aus hauptsächlich pflanzlichen Bestandteilen, wozu Rinde, Blätter, Stängel, Wurzeln und Blüten gehören, werden für die Einnahme zusammengestellt, wobei auf die jeweiligen Eigenschaften der Stoffe geachtet wird. So besitzt jede Arznei eine Geschmacksrichtung, ist also entweder sauer, süß, salzig, neutral, scharf, bitter, aromatisch oder adstringierend (zusammenziehendes, pelziges Mundgefühl), wodurch sie sich auf die Temperatur und die verschiedenen Meridiane auswirkt. Diese Charakteristika sind nicht nur durch den Mund und über die Nase erkennbar, sondern nehmen auch auf das vegetative System des Körpers Einfluss. Das Personal wählt die Richtungen aus, die einen positiven Effekt auf die Erkrankungen haben: So trocknen salzige Arzneien zum Beispiel aus, während scharfe durch das Öffnen der Haut für eine erhöhte

Schweißaussonderung sorgt. Manches wirkt beruhigend und lindernd, während andere Stoffe wiederum den Körper anregen und zum Ausleiten animieren.

3. Säule

Die dritte Säule befasst sich mit der **Bewegungstherapie**, die durch das **Qi Gong** und **Tai Chi** dargestellt wird. Hierbei geht es nicht nur um die sportliche Aktivität, bei der die Muskeln gestärkt und die Ausdauer erhöht werden sollen, denn im Vordergrund steht auch die korrekte Atmung, die mit den Koordinationsübungen im Einklang durchgeführt werden. Dabei werden die Körperübungen in Verbindung mit gewissen Atemtechniken sowie geistiger Arbeit durchgeführt, sodass der Praktizierende auf allen Ebenen auf den Prozess eingeht. Nicht nur stärkend und kräftigend wirken Qi Gong und Tai Chi, denn die Übungen reinigen zudem den Körper, beruhigen die Nerven und lösen Anspannungen. Beim Trainieren der typischen Haltungen werden die Meridiane und deren Akupunkturpunkte in bestimmten Sequenzen gedehnt, während die Atmung den Fokus auf die jeweiligen Körperbereiche lenkt. Diese Behandlung spricht vor allem die Lebensenergie an, die gelenkt, kultiviert und in die benötigten Stellen des Körpers geleitet wird.

4. Säule

Tuina, die eine Heilmethode ist und sich verschiedener Massagetechniken bedient, bildet die vierte Säule. Auch bei dieser Behandlungsform werden Methoden des Greifens, Knetens, Streichens oder Klopfens eingesetzt, damit sich die Störungen im Netzwerk der Lebensenergie einstellen. Aus diesem Grund unterscheidet sich Tuina von normalen Massagen, die häufig nicht so intensiv und langanhaltend wirken. Akupressur stellt übrigens einen Teilbereich der Tuina dar.

5. Säule

Der fünfte und letzte Eckpfeiler der Traditionellen Chinesischen Medizin wird durch die **Ernährungslehre** begründet. Zu einem holistischen Ansatz gehört zweifellos das dazu, was wir zu uns nehmen, denn die Nahrung beeinflusst automatisch die Funktionen unseres Körpers. Außerdem kann jeder Mensch durch die richtige Wahl der Lebensmittel ganz einfach selbst Schritt für Schritt der Gesundheit näherkommen, denn laut der chinesischen Heillehre besitzt die Nahrung eine Heilwirkung auf dem energetischen Level.

Nicht nur Eigenschaften wie Nährwerte, darunter der Kohlenhydrat-, Eiweiß- und Fettanteil, können den Lebensmitteln zugeordnet werden, auch besitzen sie gewisse vegetative Wirkungen. Scharfe Chilis zum Beispiel treiben den Schweiß und erhitzen den Körper, während Milchprodukte kühlen. Zudem entscheidet die Zubereitung der Mahlzeiten maßgeblich über die Wirkung im Körper, sodass beispielsweise gebackenes Ofengemüse wärmender als gedünstetes Gemüse wirkt. Je nachdem, welche Eigenschaften die Nahrung aufweist, wird auch die Lebensenergie beeinflusst – ob diese durch die Ernährung also anschwillt oder abflacht, tief im Körper wirkt oder an die Oberfläche steigt. Bei der Heilung von Erkrankungen kann der Patient auf die Lebensmittel zurückgreifen, die in einem Zusammenhang mit den betroffenen Organen stehen. Greifen Sie auf Nahrung mit Bitterstoffen zurück, um das Herz anzusprechen, oder essen Sie scharfe Mahlzeiten, wenn Sie die Lunge stimulieren wollen. Salziges steht in Verbindung mit den Nieren, während Saures die Leber beeinflusst und süße Speisen mit der Milz und der Bauchspeicheldrüse zusammenwirken. In der traditionellen Gesundheitslehre wird darauf hingewiesen, dass die Mahlzeiten mit saisonalen Lebensmitteln zubereitet werden sollten. Auch die Art und Weise, wie sie zu sich genommen werden, ist entscheidend, denn dies sollte regelmäßig, ohne Stress, frei von Ablenkungen und zu festen Zeiten geschehen.

ANSATZ

Die Traditionelle Chinesische Medizin stellt den Menschen als Einheit in seiner natürlichen Umgebung dar. Um die Vorgänge in uns zu verstehen, bezieht die Gesundheitslehre die Natur mit ein, indem sie diese genaustens studiert. Auch die Kosmologie und Geomantie finden Berücksichtigung bei der Behandlung von Beschwerden im Sinne des Verständnisses der traditionellen Medizin.

Die chinesische Gesundheitslehre erinnert sich immer noch sehr gern an den Leitspruch des *Hua Tuo* (142-212 v. Chr.), einem berühmten Arzt, der asiatische Heilmethoden praktizierte. Er machte die Aussage, dass ein kluger Arzt nicht heile, sondern dass er stattdessen Krankheiten **vorbeuge**. Mit diesem Ansatz im Hinterkopf zählt die chinesische Medizin Bewegungstherapien wie Qi Gong sowie ganzheitliche Therapieformen wie Moxibustion, Massagen, Kräuterkunde, Schröpfen und die richtige Ernährung zu ihrem Repertoire, damit die Erkrankungen nicht nur geheilt, sondern vor allem präventiv vermieden werden.

Das Prinzip von Yin und Yang

Das Prinzip, auf dem das alte chinesische Wissen aufbaut, ist das Yin und Yang. Diese Theorie besagt, dass das Zusammenspiel der beiden gegensätzlichen Kräfte das Universum erschuf und sich dies in jedem Phänomen der Natur widerspiegelt. Auch wenn Yin dem Yang gegenübersteht und den anderen Pol darstellt – wie bei Himmel und Erde, Sonne und Mond, Tag und Nacht, warm und kalt, innen und außen –, so sind diese Energien dennoch nicht trennbar voneinander. Sie können nicht ohneeinander existieren, denn erst gemeinsam stellen sie eine Einheit dar. Das Yin nährt das Yang, während das Yang das Yin beschützt. Yin wird mit der Weiblichkeit, der Erde, mit Passivität, Ruhe, Sanftheit und Langsamkeit verbunden, während Yang das Männliche, den Himmel, Aktivität, Bewegung, Schnelligkeit und Festigkeit symbolisiert.

Überträgt man dieses Wissen auf den Menschen, so wird der nach vorne gebeugte Reisbauer stellvertretend für die Einteilung der Körperbereiche versinnbildlicht, dessen Kopf und Rücken zur Sonne zeigen und somit für das Yang stehen. Alles, was hingegen im Schatten liegt, wie die Beine und die Vorderseite, ist das Yin. Der obere Teil des physischen Körpers wird durch Yang, der untere Teil durch Yin repräsentiert, das Außen ist Yang, während das Innere Yin ist. Der Rücken steht für Yang und die Vorderseite für Yin.

Die beiden gegensätzlichen Kräfte interagieren immerzu miteinander. Man könnte sich einen Regler vorstellen, dessen einer Pol Yin und der andere Pol Yang ist. Das

Schiebestück auf dem Regler kann sich zwischen diesen Gegenteilen bewegen, was bedeutet, dass, wenn es sich dem Yang zuwendet, es sich automatisch vom Yin entfernt. Wenn allerdings mehr Energie in das Yin eingespeist wird, verliert das Yang an Kraft. Bei der Behandlung von Krankheiten wird in der Traditionellen Chinesischen Medizin festgestellt, ob entweder das Überwiegen einer Seite vorherrscht oder dieser Pol eine Schwäche aufweist, woraufhin durch verschiedenste Heiltechniken, wie durch die Akupressur, an einem Ausgleich gearbeitet wird.

Das Ziel dieser Therapien ist es also, entweder das Yin oder Yang zu stärken oder die übermäßige Fülle zu beseitigen, wodurch die Harmonie wiederhergestellt wird – das Schiebestück des Reglers befindet sich wieder genau in der Mitte zwischen Yin und Yang. Das Spiel der Veränderung ist gang und gäbe in allem, was uns umgibt, ob es nun die Jahreszeiten sind, die Pflanzen, die wachsen, oder sogar unser eigener Körper. Der Mensch verinnerlicht dieses Prinzip in den Meridianen, die von den gegensätzlichen Energien gespeist werden. Die Gesundheit offenbart sich darin, dass beide Pole ausgeglichen sind, dass Harmonie zwischen den Extremen entsteht und keine Energie die jeweils andere überdeckt.

In der Realität unseres Alltages hingegen werden wir ständig aus unserer Mitte geworfen und wir schwanken zwischen den Polen hin und her. Das Einzige, was in der Natur beständig scheint, ist die Veränderung, sodass auch in unserer physischen Hülle Yin und Yang in der Form von Ausbreiten und Zusammenziehen miteinander in wechselseitiger Beziehung stehen.

Genauer betrachtet ordnen wir im menschlichen Körper Yang die Eigenschaften wärmend, bewegend, transformierend, zurückhaltend und schützend zu, während die Hauptfunktionen von Yin das Kühlen, Anfeuchten, Nähren und das Beruhigen sind.

Dadurch erlaubt die chinesische Gesundheitslehre, die Krankheitssymptome aufgrund ihrer Zugehörigkeit zum Yin oder Yang zu analysieren. Ist der Patient fiebrig, nimmt er also übermäßige Hitze wahr, so kann davon ausgegangen werden, dass momentan die Yang-Energien in seinem Körper vorherrschen. Dominiert allerdings das Yin, so könnte er das zum Beispiel durch ein Kälteempfinden, eine erhöhte Ausscheidung von körpereigenen Sekreten oder eine unverhältnismäßig starke Müdigkeit zur Kenntnis nehmen.

Nicht nur die sicht- und fühlbaren Auswirkungen der Krankheiten geben einen Rückschluss über die Yin- oder Yang-Angehörigkeit, sondern auch die Ausprägung und der Verlauf der Beschwerden. Sind sie akut, verändern sie sich immer wieder, und zeigen sich neue Störungen sehr plötzlich, scheinen die Yang-Energien einen Überschuss aufzuweisen.

Krankheiten hingegen, die schleichend verlaufen, die sich nur langsam entwickeln, zunächst unauffällig und chronisch sind, lassen eine Fülle an Yin vermuten. Dadurch wird deutlich, dass ein erfahrener Heiler, der den Ansatz der Traditionellen Chinesischen Medizin verstanden hat, mithilfe der Diagnose feststellen kann, in welcher Hinsicht sich ein Ungleichgewicht von Yin und Yang im Körper des Patienten manifestiert hat. Nun ist er in der Lage, unterstützende Behandlungsmethoden und im Rahmen der Akupressur die jeweiligen Akupressurpunkte auszuwählen.

Die fünf Wandlungsphasen

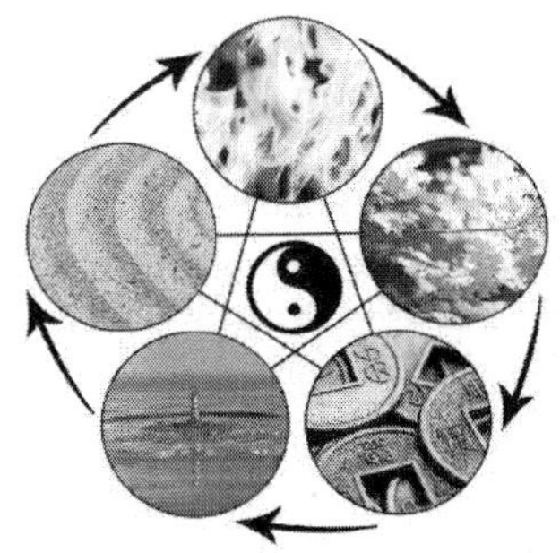

Die fünf Elemente, die in der Traditionellen Chinesischen Medizin **Holz (Frühling), Feuer (Sommer), Erde (Spätsommer), Metall (Herbst)** und **Wasser (Winter)** sind, werden die sogenannten Wandlungsphasen genannt. Das Wissen rund um diese Elemente basiert auf den Kreisläufen des Kosmos, die sich zum Beispiel in den Jahreszeiten, aber auch in unserem eigenen Körper zeigen. Alles verändert sich zwangsläufig: Die Dinge entstehen und sterben wieder, sie sind einmal aktiv und dann wieder passiv, sie zeigen sich, um sich dann wieder zurückzuziehen. Nichts kann für immer auf einem Level gehalten werden, so kann ein Sportler beispielsweise niemals immer einhundert Prozent geben. Er muss, damit er im Wettkampf seine bestmögliche Leistung zeigen kann, seinen Körper und die Wandlungsphasen verstehen, damit er im Training mit dem Spiel von Anspannung und Entspannung seine Muskeln stärken kann. Steht der Sportler dauerhaft unter Belastung und trainiert er unentwegt ohne Pause, so wird er früher oder später zusammenbrechen, wobei seine Muskeln eher gelitten haben, statt stärker zu werden. Akzeptiert er allerdings, dass der Gegenpol zur Anspannung dazu gehört, und nutzt er die Entspannung zu seinem Vorteil, wird er sich weder verausgaben noch seinen Körper schädigen, wodurch seine sportliche Leistung ansteigen wird. Diese Zyklen durchleben wir Menschen im Großen wie im Kleinen unser ganzes Leben lang. Betrachten wir die Wandlungsphasen eines Menschenlebens, so werden wir laut der Traditionellen Chinesischen Medizin im Element Wasser geboren. Während unserer Kindheit befinden wir uns im Holz-Element, das Wachstum, die Bewegung und die Aktivität stehen hier im Vordergrund. Unsere Jugend verbringen wir hingegen im Element Feuer, denn wir sind lebendig und euphorisch über unser Menschsein, wir sind stürmisch und strotzen vor Kraft, während wir neugierig nach Wissen drängen. Später wandeln wir uns der Erde zu, denn wir werden sesshaft und denken an die Familienplanung. Uns ist dabei unsere innere Kraft und Klarheit bewusst, während wir besonders auf Bodenständigkeit und Harmonie bedacht sind. Wenn wir in den Ruhestand eingehen, leben wir im Element Metall, denn wir verlangsamen das Tempo unseres Lebens und ziehen uns in uns selbst zurück. Wir kehren schlussendlich in das Element Wasser zurück, wenn wir endgültig loslassen und schließlich sterben.

Unser ganzes Dasein spiegelt einen Kreislauf wider, eben genau wie die Elemente. Holz speist das Feuer, das verglüht und zu Asche, also Erde, wird. Die Erde beherbergt das Metall, das wiederum das Wasser mit Mineralien anreichert. Das Wasser hingegen ist ein Element, ohne das das Holz nicht wachsen kann, somit wird der Kreislauf der Wandlungsphasen geschlossen. Dieser Ansatz kann auch auf unsere inneren Organe übertragen werden, die einander frei von Bedingungen Energie und Nährstoffe zur Verfügung stellen. In einer einzigartigen Harmonie greifen die Funktionen der Organe ineinander und arbeiten somit im perfekten Einklang miteinander für die Erhaltung des Körpers. Weist allerdings eines der Elemente oder auch Organe eine Dysbalance oder Schwäche auf, kann der Kreislauf nicht mehr reibungslos funktionieren. Wird das Feuer zu stark und zu heiß, verbrennt es den Boden, zu viel Wasser hingegen weicht auf und ertränkt. Innerhalb der Traditionellen Chinesischen Medizin werden den einzelnen Wandlungsphasen nicht nur Organe, sondern auch noch weitere Eigenschaften zugeordnet.

Holz

Mit dem **Frühling** beginnt auch die Zeit des Elementes Holz, denn es geht um den Neubeginn und das Wachstum. Die Jahreszeit geht im Vergleich recht zügig in den Sommer über, zudem geschieht nach dem Winter der Wandel der Natur sehr rasch. Diese Merkmale finden wir auch am Beginn eines jeden einzelnen Tages, der sich durch den Aufgang der Sonne im Osten zeigt, sowie am Beginn unseres Lebens – in unserer Kindheit. Als Frau nehmen wir den Frühling zudem im Laufe des weiblichen Zyklus, genauer nach der Menstruation, wahr. Die Organe Gallenblase und Leber befinden sich jetzt auf ihrem Zenit, weshalb sie dem Element zugeordnet sind. Des Weiteren werden die Augen, in denen sich die Leber widerspiegelt, sowie unsere Muskeln und Sehnen zum Holz gezählt. Es existiert zudem ein Zusammenhang mit unseren Emotionen. Zorn, Eifersucht und Wut schwächen unsere Organe und damit diese Wandlungsphase, während Tatkraft, Vertrauen und Gelassenheit das Gegenteil erreichen. Dem Holz wird die Geschmacksrichtung sauer zugeordnet.

Feuer

Der Frühling geht in den **Sommer** über, so wie der Morgen zum Mittag und das Holz zum Feuer wird. Die Hitze und Helligkeit, die in ihrer Blüte stehen, locken uns raus in die Natur, wo wir den Höhepunkt unserer Lebensfreude erleben. Auch die Sonne steht im Zenit in Richtung Süden. Wir sind gemeinschaftlich aktiv, lieben und werden mitgerissen, sodass wir ebenso lebendig erscheinen wie zu den Zeiten des Teenageralters. Während des weiblichen Menstruationszyklus stellt der Eisprung den Sommer und das Feuer dar. Das Herz und der Dünndarm gehören zu diesem Element, ebenso wie die Zunge, unsere Blutgefäße und die Emotionen Freude und Herzlichkeit. Überziehen wir allerdings die Euphorie und verspüren wir Begierde, so stoppen wir den Energiefluss zu den jeweiligen Organen. Mit der Bitterkeit in manchen Kräutern und Nahrungsmitteln können wir einen Einfluss auf das Element Feuer nehmen.

Erde

Die dritte Wandlungsphase ist die Erde, die für klares Denken und das Lernen steht. Wenn wir geerdet sind, befinden wir uns in unserer inneren Mitte, weshalb die Mitte unserer Existenz als Mensch auf der Erde auch die Zeit dieses Elementes ist, aber auch die Mitte als Himmelsrichtung entspricht der Wandlungsphase. Wir erleben sozusagen den frühen Nachmittag, die Zeit der Ernte im **Spätsommer**. Die Früchte unseres Selbst sind reif geworden und ebenso süß wie die Geschmacksrichtung, die der Erde zugeordnet wird. Mit den Gaben der Natur können wir endlich unseren Körper über die Aufnahmeorgane Magen und Milz ernähren. Wenn wir übermäßig grübeln, verhindert das den Nährstofffluss und unsere Lippen, der Mund und die Muskeln, welche der Erde zugehörig sind, leiden darunter.

Metall

Das Aufleben des Spätsommers kann nicht ewig anhalten, sodass der **Herbst** hereinbricht und die Erde durch das Element Metall abgelöst wird. Die Natur zieht sich langsam zurück, hält inne, reflektiert das Geschehene und sammelt die Kräfte für einen späteren Zeitraum. Altes wird gehen gelassen, damit wir mit stärkenden Emotionen wie Optimismus, Trost und Zuversicht das Neue zulassen können. Trauer ist dabei wenig hilfreich und schwächt den Kreislauf. Nun laufen die Organe Lunge und Dickdarm auf Hochtouren, während wir die Abenddämmerung des Tages und unseres Lebens erleben. In Bezug auf den weiblichen Zyklus repräsentiert die Zeit kurz vor der Menstruation den Herbst und den Westen des Elementes. Auch die Nasenlöcher, die Haut und die Körperbehaarung wird dem Metall zugeordnet, ebenso wie die Geschmacksrichtung scharf.

Wasser

Die letzte Wandlungsphase ist das Element Wasser. Ihm wird die Himmelsrichtung Norden zugeschrieben, denn es repräsentiert den **Winter**, Kälte, die Nacht, das Sterben und den Tod. Während der Sommer die Manifestation des Yangs war, zeigt sich nun das Yin. Wir gehen also in uns, ziehen uns von dem Äußeren, der Kälte, Stille und Dunkelheit zurück, während unsere Energien gespeichert werden. Es kann Angst machen, in die Tiefe zu schauen, der eigenen Vergänglichkeit gegenüberzustehen und sich auf den kommenden Wandel, das Loslassen, vorzubereiten. Doch wenn wir diesem Prozess mit Willenskraft und Mut begegnen, stärkt es uns enorm.

Die Blase und die Niere, unsere Knochen, das Mark, die Kopfhaare und unsere Ohren gehören dem Wasser an, ebenso wie die Geschmacksrichtung salzig. In Bezug auf den weiblichen Kreislauf durchleben wir in der Wandlungsphase Wasser die Menstruation. Frauen befinden sich in der Zeit des Fließenlassens, des Loslassens, doch auch Intuition und grundlegende Emotionen können leichter zu ihnen fließen.

Mit dem Wissen um die Wandlungsphasen und um deren einzelne Eigenschaften können wir das Leben und uns selbst besser verstehen. Statt gegen die aufkommenden Themen, Stärken und Schwächen anzukämpfen, könnten wir uns bewusst machen, dass jede Phase des Kreislaufes auch seine Qualitäten hat.

Stellen wir diese heraus, unterstützen wir sie, statt uns nur auf das Negative auszurichten, können wir die Funktionen und die Arbeitsproduktivität unserer Organe fördern. Wir befinden uns im Flow des Lebens, denn wir nehmen dieses mit seiner Eigenschaft des ständigen Wandels an. Der Kreislauf wird immer wieder von Neuem beginnen und wir kehren immer wieder an den Anfang zurück. Wenn wir die einzelnen Abschnitte ausmachen können, verraten uns unser Körper, unsere Emotionen und unser Energielevel genau, wo wir uns befinden, was möglich ist und was gerade nicht angebracht ist. Wenn wir müde sind, sollten wir uns selbst nicht belasten und den Hinweis des Körpers akzeptieren, indem wir uns der Phase des Schlafens, des Ausruhens und Kräftetankens hingeben. Am nächsten Morgen sieht die Welt schon ganz anders aus.

DAS QI

Während die westliche Wissenschaft noch immer vor dem Rätsel steht, was den Menschen eigentlich zusammenhält, hat die chinesische Philosophie mit der sogenannten Lebensenergie eine Bezeichnung für jene Kraft gefunden, die die Funktionen des Körpers antreibt. In anderen Kulturkreisen der Welt schreibt man diese Schöpfungskraft entweder Gott, Dämonen, unseren Ahnen, Geistern, Hexen oder weiteren Phänomenen zu.

Der Begriff, mit der die Lebensenergie in der Traditionellen Chinesischen Medizin hingegen bezeichnet wird, ist das sogenannte **Qi** (ausgesprochen: Tschi). Sie ist die einheitliche Kraft, die der Lebendigkeit zugrunde liegt und weder der Materialität noch der Immaterialität zugeschrieben werden kann. Die Lebensenergie kann die Gestalt beider Eigenschaften einnehmen, sie ist demnach an keine Form gebunden. Sie nährt uns, sie ist die Antriebskraft des Wachstums, sie hält uns in Bewegung und generell hält sie uns am Leben. Das Qi beeinflusst, ob uns eiskalt oder angenehm warm ist, ob wir klar denken und fühlen, ob wir mutig sind und Selbstvertrauen besitzen. Es reguliert all unsere körperinternen Abläufe, verweist Organe an ihre Plätze, beschützt uns vor externen und körperfremden Substanzen, die uns und unserem Immunsystem schaden könnten. Außerdem ist das Qi die Antriebskraft, die unsere Körpersäfte und die Nahrung durch die Bahnen transportiert, zudem verleiht uns die Lebensenergie Ruhe und Entspannung sowie unsere naturgegebene Kreativität und Schöpferkraft. Die chinesische Kultur besagt, dass das Qi aus der Wechselwirkung von Himmel und Erde entsteht, also aus der feinen Schwingung der **Immaterialität** und der Grobheit der **Materialität**. Dieses Zusammenspiel ist nicht nur ein Ausdruck des Prinzips von Yin und Yang, sondern es unterliegt auch den allgemeinen Gesetzmäßigkeiten, nach denen sich die chinesischen Heiler richten.

In der Gesundheitslehre findet sich das Qi auf dreierlei Weise im Körper: **Blut**, **Essenz** und **Körperflüssigkeiten** sind die vitalen Stoffe und die Manifestationen der Lebensenergie, die nicht statisch sind, sondern den Kreislauf der immerwährenden Umwandlung durchlaufen. Die Essenz ist die Energie, die wir geerbt haben, mit der wir also geboren wurden.

Das Zirkulieren des Qi – die Organuhr

Die Lebensenergie durchströmt unseren Körper nicht willkürlich, sie folgt gewissen Grundsätzen und Mustern. Erst durchläuft es die inneren Energiebahnen des Körpers und wenn es diese durchflossen hat, dringt es an die Körperoberfläche auf die Ebene der Meridiane, durch die sie im weiteren Verlauf strömt. Mit dem Zurückfließen in das Innere des Körpers schließt sich der Kreislauf des Qi. Die einzelnen Phasen, die die Lebensenergie dabei durchläuft, richten sich nach dem Tagesverlauf, wodurch das Zirkulieren mithilfe der sogenannten Organuhr dargestellt wird. Der Zyklus des Qi entscheidet nicht nur über die Uhrzeit, sondern auch den Körperbereich, in dem sich die Lebensenergie hauptsächlich zu einer bestimmten Zeit befindet. Im Laufe des Tages durchfließt das Qi jeden Meridian für etwa zwei Stunden. In diesem Zeitraum laufen die der jeweiligen Energiebahn zugeordneten Prozesse besonders effizient, denn sie werden mit viel Qi gespeist. Nun erhalten Sie einen Einblick in das Zirkulieren der Lebensenergie mithilfe der Organuhr.

Das Qi befindet sich **hauptsächlich** zwischen ...

- 1 bis 3 Uhr im Leber-Meridian
- 3 bis 5 Uhr im Lungen-Meridian
- 5 bis 7 Uhr im Dickdarm-Meridian
- 7 bis 9 Uhr im Magen-Meridian
- 9 bis 11 Uhr im Milz-Pankreas-Meridian
- 11 bis 13 Uhr im Herz-Meridian
- 13 bis 15 Uhr im Dünndarm-Meridian
- 15 bis 17 Uhr im Blasen-Meridian
- 17 bis 19 Uhr im Nieren-Meridian
- 19 bis 21 Uhr im Herz-Kreislauf-Meridian
- 21 bis 23 Uhr im Drei-Erwärmer-Meridian
- 23 bis 1 Uhr im Gallenblasen-Meridian

... und verursacht einen maximalen Ladungszustand, das heißt, dass der jeweilige Meridian zu diesem Zeitpunkt maximal mit der Lebensenergie gefüllt ist. Genau zwölf Stunden später tritt das Gegenteil ein, sodass der jeweilige Meridian einen halben Tag später am schwächsten ist.

Die **Minimalzeit** des Qi geschieht zwischen ...

- 1 bis 3 Uhr im Dünndarm-Meridian
- 3 bis 5 Uhr im Blasen-Meridian
- 5 bis 7 Uhr im Niere-Meridian
- 7 bis 9 Uhr im Herz-Kreislauf-Meridian
- 9 bis 11 Uhr im Drei-Erwärmer-Meridian
- 11 bis 13 Uhr im Gallenblasen-Meridian
- 13 bis 15 Uhr im Leber-Meridian
- 15 bis 17 Uhr im Lunge-Meridian
- 17 bis 19 Uhr im Dickdarm-Meridian
- 19 bis 21 Uhr im Magen-Meridian
- 21 bis 23 Uhr im Milz-Pankreas-Meridian
- 23 bis 1 Uhr im Herz-Meridian

... und verursacht einen reduzierten Ladungszustand, was bedeutet, dass der jeweilige Meridian zu diesem Zeitpunkt minimal mit der Lebensenergie gefüllt ist.

Bezüglich der Beschwerden gibt uns die Organuhr Aufschluss über die Intensität der Symptome: Wenn der Meridian durch die geringste Versorgung mit Lebensenergie geschwächt ist, er also einen minimalen Ladungszustand aufweist, verstärken sich die Symptome während der Minimalzeit. Ebenso gilt, dass, wenn der Meridian maximal mit dem Qi aufgeladen ist, sich die Beschwerden während der Maximalzeit verstärken. Dieses Wissen wird auch während der Erstellung der Diagnose eines Patienten eingesetzt, zudem ist es sinnvoll, es bei der Selbstbehandlung zu berücksichtigen. Wenn Sie während der Maximalzeit des jeweiligen Organs die dazugehörigen Meridiane und Akupressurpunkte bearbeiten, können Sie einen intensiveren Energieaustausch erwarten. Da zu diesem Zeitpunkt das Qi am stärksten in dem Bereich des Körpers arbeitet, hat die Behandlung von diesem über die Akupressurpunkte den größtmöglichen Einfluss. Leider gestaltet sich die Berücksichtigung der Organuhr bei einer Therapie durch einen Therapeuten als sehr schwierig, da dieser an feste Zeiten und Termine gebunden ist. Während der Selbstbehandlung zu Hause können Sie jedoch gern gegebenenfalls, und wenn es möglich ist, die Maximalzeiten mit einbinden.

Diese Zeilen beschreiben das Zirkulieren des Qi, wie es im optimalen Fall in einem gesunden Körper geschieht. Doch dass die Lebensenergie frei und kräftig fließt, ist heutzutage nicht mehr selbstverständlich. Woran liegt es, dass unser Qi häufig einen Mangel aufweist, und durch welche körperlichen und geistigen Symptome zeigt sich das?

Die Ursachen und Beschwerden von einem Mangel an Qi

Mittlerweile leben die meisten Menschen unter uns einen Lebensstil, der weit entfernt von unserem natürlichen Sein liegt. Der alltägliche Stress, der die Arbeit und die zu erledigenden Aufgaben begleitet, erlaubt uns nicht unbedingt die Ruhe und Entspannung, die wir für einen Ausgleich benötigen würden.

Die Stauung des Qi kann sich beispielsweise aufgrund einer Blockade an einer Stelle des Körpers durch ein übermäßiges Zellenwachstum, also einen Tumor, äußern. Weitere Anzeichen eines Mangels an Qi können sich in Form von Verdauungsbeschwerden und Nahrungsmittelunverträglichkeiten, Bindegewebsschwäche, Wassereinlagerungen und eine unnatürliche Gesichtsfarbe sowie schwache Muskeln und Appetitmangel zeigen. Der Mensch erlangt Gesundheit, sobald er den Gesetzen folgt, wodurch sein Qi in den Fluss kommt. Lebt er allerdings nicht im Einklang, versiegt der Fluss der Lebensenergie und körperliche und geistige Beschwerden manifestieren sich.

Die Yin-Energien leiden unter der ständigen Aktion und Bewegung sowie dem nicht enden wollenden Streben nach höher, weiter, besser. Wir sprechen hier von einem allgemein sehr am Yang orientierten Lebensstil. Auch wenn wir uns scheinbar viel bewegen, weil wir den ganzen Tag auf den Beinen sind und von einer Aufgabe zur nächsten hetzen, bedeutet das nicht, dass wir uns genügend körperlich in Gang bringen. Diese Art der Bewegung kann uns keine positiven Effekte auf Körper und Geist versprechen, denn der Sport, der uns tatsächlich guttut und durch den unser Qi angeregt wird, geschieht nicht aus dem Stress heraus.

Wir geben häufig der gegensätzlichen Energie, dem Yin, nicht genügend Raum, um sich zu entfalten. In der karriereorientierten Arbeitswelt muss die Frau in gewissen Maßen

Züge der Männlichkeit annehmen, um in dem Konkurrenzkampf bestehen zu können. Selbstverständlich leiden auch Männer unter der Abspaltung der weiblichen Energien, die bei der Ausführung der auf die Rationalität und den Verstand ausgerichteten Arbeit nicht hilfreich sind. Beide Geschlechter besitzen jeweils weibliche und männliche Energien, wobei diese nichts mit der Sexualität zu tun haben. Während der Ausübung unserer Arbeitsanweisungen muss sich ständig an die vorherrschenden Gesellschaftsregeln angepasst werden, unsere eigenen Bedürfnisse werden in den Hintergrund gestellt und die heimlichen Träume, die unser Herz vor Freude zum Klopfen bringen, werden durch Ausreden in die Zukunft verschoben. Wir befürchten, jemand anders sein zu müssen, damit wir uns in dem Alltag innerhalb der Gesellschaft behaupten können und angenommen werden.

Doch was bewirkt diese Abspaltung von unserem wahren Selbst? Anspannung auch auf psychischer Ebene blockiert den Fluss der Energie, der eigentlich unseren ganzen Körper erreichen und versorgen soll. Ein ungesunder Lebensstil birgt zudem eine Disharmonie in der Nahrungsaufnahme. Eine einseitige Ernährung legt den Fokus zu sehr auf die Extremen der Gegensätze, statt ausgleichend zu wirken und zu einer Balance zu führen. Zum Beispiel zu viel Fett, zu heiß, zu viel Zucker, zu viel Weißmehl oder zu unregelmäßige Mahlzeiten lassen das Pendel zu sehr in die Richtung von Yin oder Yang ausschlagen, wodurch ein Ungleichgewicht entsteht.

In emotionaler Hinsicht befinden wir uns ständig im Kreislauf von Angst, Sorgen und beängstigenden Zukunftsszenarien, trotz des Faktes, dass sie zu nichts führen. Wie kann die Lebensenergie auch frei fließen, wenn sich der Mensch immer nur im Zustand des Stresses und der Überlebensangst befindet?

ALLES KOMMT IN DEN FLUSS

Um herauszufinden, wie die momentane Beschaffenheit der Gesundheit des Patienten ist und an welchen Stellen das Qi, die Lebensenergie, stagniert, wendet der Therapeut die klassische **chinesische Diagnostik** an.

Diese besteht aus vier Betrachtungsweisen, wobei mit der **Befragung** begonnen wird. Ähnlich wie in der uns bekannten Medizin wird der Patient gebeten, seine Beschwerden aufzuzählen, näher zu erklären und Angaben zu seinem Allgemeinbefinden zu machen. Mithilfe von Fragen erfährt der Behandelnde Details zu den Themen Schlafverhalten, Appetit, Durst und den Ausscheidungen. Des Weiteren wird die **Pulsdiagnostik** hinzugezogen, wobei der Puls betrachtet wird. Dessen Qualität verrät dem Wissenden, wie es um den Patienten beschaffen ist. Die **Zungendiagnostik** legt den Fokus auf die Zunge, die laut der Traditionellen Chinesischen Medizin als ein Spiegel der Verfassung des Erkrankten auf der energetischen Ebene ist. Die Form, die Färbung sowie der strukturelle Aufbau und der Belag verraten, welche inneren Organe von einer Blockade betroffen sind. Zu guter Letzt ergänzt die **Klang- und Geruchsdiagnostik** die typische chinesische Diagnose, wobei sich der behandelnde Therapeut seiner Sinne bedient, um den Klang der Stimme und den Geruch des Erkrankten zu analysieren.

Die Auswertung dieser gründlichen Verfahren endet mit einer Diagnose, die dem Patienten Aufschluss darüber gibt, wie harmonisch seine Lebensenergie den Körper mit Kraft versorgt. Mit diesem Wissen um den Ist-Zustand können nun Maßnahmen getroffen werden, um das Qi wieder in den Fluss zu bringen und somit Krankheiten aufzulösen.

Damit alles wieder in den Fluss kommen kann, benötigen wir einerseits genügend Lebensenergie, also Qi, die unseren Körper mit Antrieb versorgt. Andererseits müssen hingegen auch die Meridiane, durch die das Qi durch den ganzen Körper verteilt wird, frei von sämtlichen Blockaden und Ablagerungen sein.

Zum Verständnis kann das gut mit einer Wasserleitung verglichen werden: Wichtig ist es natürlich, dass genug Wasser vorhanden ist, das am anderen Ende des Rohrs gebraucht wird. Doch wenn die Leitung an sich verstopft ist, nützt auch eine große Menge Wasser nichts, denn es kann nicht an sein Ziel gelangen, bis die Störung behoben wurde. Die Problemzone muss zunächst ausfindig gemacht werden, nachdem festgestellt wurde, dass kein Wasser am Ende der Leitung herauskommt. Die Frage, die sich stellt, ist folgende: Wie kommt das Qi wieder in den Fluss?

Neben der Beseitigung der Störungen gibt es einige grundsätzliche Dinge, die Sie in Betracht ziehen können, um das Fließen der Lebensenergie zu unterstützen.

1. Gleichen Sie den heutzutage sehr am Yang orientierten Lebensstil mit Yin-Aktivitäten aus, die zum Beispiel kreative Arbeiten, Auszeiten in der Natur, bewusste Pausen und Projekte mit der Gemeinschaft sind.

2. Umgehen Sie möglichst negative Kommunikation und konzentrieren Sie sich stattdessen auf die Dinge, die Ihnen in Ihrem Leben Freude bereiten. Gehen Sie Ihrer Intuition nach, hören Sie auf Ihr Herz und sprechen Sie Ihre Wahrheit.

3. Auch Bewegung, die möglichst nicht von übermäßigem Ehrgeiz getrieben wird und weniger Kraft, sondern mehr Ausdauer erfordert, bringt das Lebenswasser wieder richtig in Schwung.

4. Yin-Yoga setzt sich aus Körperübungen zusammen, die speziell die weiblichen Energien ansprechen, denn es ist langsam, ruhig und entspannend. Übungen zum Ausprobieren finden Sie im praktischen Teil des Buches im Kapitel „Gesundheitsprävention mit Akupressur – Körper und Geist in Balance bringen“.

5. Das Qi erhält zudem Kraft aus der Zuneigung, weshalb eine fröhliche Stimmung und viel Lachen im Beisein angenehmer Menschen den Fluss unterstützen. Stagnierte Energien können zudem durch intime Liebkosungen und bewussten, zärtlichen Sex gelöst werden.

6. Bezüglich der Ernährung sollten Sie darauf achten, dass Sie Ihre Nahrung nur ohne Ablenkung, also fern von Internet und Fernseher, einnehmen. Kräuter wie Schafgarbe, Mariendistel, Mönchspfeffer, Pfefferminze, Eisenkraut, Rosmarin, Kümmel und Fenchel wirken entweder wärmend und/oder energieanregend, sodass sie das Bewegen des Qi unterstützen.

WIRKSAMKEIT

Da sich die Ansichten und Ausgangspunkte der Traditionellen Chinesischen Medizin von denen unserer westlichen Herangehensweise stark unterscheiden, ist eine Prüfung der Wirksamkeit durch die Wissenschaft nicht immer ganz einfach. Die Methoden der Messung eignen sich häufig nicht zur Überprüfung der Erfolge, sodass die Ergebnisse der Studien unvollständig sind und nicht selten Mängel aufweisen.

Der westlichen Medizin war es bis jetzt noch nicht möglich, die Meridiane und das Qi nachzuweisen, dennoch konnten bereits einige Studien beweisen, dass die Heiltechniken der chinesischen Gesundheitslehre nachweisbare Wirkungen auf den Patienten zeigen.

In einer kontrolliert durchgeführten Studie aus 2013 wurde die Anwendung der Akupunktur bei unter Heuschnupfen leidenden Menschen geprüft, wobei das Ergebnis zeigte, dass zum einen die Lebensqualität des Patienten leicht anstieg und dieser zum anderen daraufhin sogar auf weniger Medikamente zurückgreifen musste. Die Linderung der Beschwerden sei zwar gering gewesen, dennoch konnte man sie nicht leugnen.

Bei weiteren Überprüfungen aus dem Jahr 2012 in Fällen von chronischen Schmerzen, wie Kreuz- und Nackenschmerzen, schnitt die Akupunktur im Vergleich zu dem Placebo-Effekt besser ab. Zwei weitere Reviews zeigten, dass diese chinesische Heiltechnik bei deutlich mehr Patienten in den darauffolgenden Monaten die Anzahl der Tage halbieren konnten, an denen sie Kopfschmerzen verspürten.

Auch während der Rehabilitation nach Schlaganfällen konnte die Akupunktur erfolgreich eingesetzt werden. Diese Erfolge werden mittlerweile auch bei den Krankenkassen anerkannt, denn seit 2007 ist die Akupunktur in den Fällen von chronischen Schmerzen im Rückenbereich sowie Kniegelenkarthrose eine gesetzliche Leistung.

Im Bereich der Prävention und bei der Unterstützung von Therapien der westlichen Medizin sind die Behandlungsformen der Traditionellen Chinesischen Medizin gern gesehen. Der ganzheitliche Blick, den der Praktizierende, der in diesem Bereich geschult ist, hat, erlaubt es ihm, frühzeitig Disharmonien zu erkennen und Verbindungen von der Blockade zu anderen Problemstellen des Betroffenen auszumachen. Patienten, die sich bei den Ärzten hierzulande wenig aufgenommen fühlen und eine einseitige Sicht auf die Krankheit ablehnen, finden meist Anklang an der asiatischen Gesundheitslehre.

Der Vorteil bei den Heilmethoden ist es, dass diese so gut wie keine Nebenwirkungen besitzen und vor allem bei Behandlungsformen wie der Akupressur können diese fast gänzlich ausgeschlossen werden.

Exkurs: Die Lehre der Chakren

Auch wenn die Lehre der Chakren, überliefert durch die heiligen Schriften der Hindus – die Veden –, ursprünglich aus dem indischen Raum stammt, besitzt sie dennoch in ihren Ansätzen Ähnlichkeiten mit der Traditionellen Chinesischen Medizin. Bei der Akupressur können wir uns dieses zusätzliche Wissen zunutze machen, indem wir die Chakren in die Behandlung einbeziehen.

Was genau sind die Chakren des Körpers?

Der Begriff „Chakra" stammt aus dem Sanskrit, der heiligen Sprache Indiens, und bedeutet so viel wie „Rad" oder „Kreis". Genau wie die Übersetzung schon vermuten lässt, handelt es sich bei einem Chakra um ein feinstoffliches Energierad, einen Wirbel, der links- und rechtsherum abwechselnd rotiert. Diese Energiezentren befinden sich verteilt in unserem Körper, an unserem zentralen Energiekanal entlang. Die Energiebahnen werden innerhalb der hinduistischen Lehre „Nadis" genannt, wobei sich der zentrale Nadi des Körpers, der sogenannte „**Sushumna**", an der Wirbelsäule entlang erstreckt.

Die Chakren stellen die Brücken zwischen dem physischen und den restlichen feinstofflichen Körpern dar. Die einzelnen Energiekörper resonieren mit den Chakren, weshalb eine enge Beziehung zwischen ihnen besteht. An diesen Energiewirbeln werden Informationen ausgetauscht und transformiert, sodass sie als Ventile und Kommunikatoren zwischen den einzelnen Energiekörpern und der Lebensenergie fungieren. Somit stellen die Chakren einen fundamentalen Bereich des Energiesystems des Menschen dar.

In der hinduistischen Lehre wird von mehreren Energiekörpern gesprochen, aus denen sich der einzelne Mensch zusammensetzt. Wir sind viel mehr als unsere physische, grobstoffliche Erscheinung, weshalb wir unter anderem den **ätherischen** Körper, den **emotionalen** Körper, den **Mental**körper, den **Weisheits**körper, den **Kausal**körper, den **himmlischen** Körper und den **Geist-Licht**-Körper in uns vereinen. Die Begrifflichkeiten sind noch nicht ganz vereinheitlicht, sodass sie je nach Verfasser variieren. Die Summe der

Energiekörper, die feinstofflicher Natur sind, zeigt sich in einem Feld aus unterschiedlichen Farben und Schwingungen. Dieses Feld wird **Aura** genannt. Die Chakren spiegeln uns unseren physischen wie psychischen Zustand wider, zudem zeigen sie uns den Grad unseres Bewusstseins und der Spiritualität sowie unser Energielevel an. Da den einzelnen Chakren bestimmte Bedeutungen zugeordnet werden, können wir genau ablesen, welche Themen uns gerade beschäftigen und welche Blockaden unser System belasten. Somit erhalten wir ein ganzheitliches Bild von uns selbst, wodurch wir an der Heilung in Form von der Reinigung, der Öffnung und der Aktivierung der Energie arbeiten können.

Grundsätzlich werden die Chakren in sieben Hauptchakren unterteilt. Diese ziehen sich am zentralen Shushumna-Kanal an der Wirbelsäule entlang und beginnen mit dem ersten Chakra, dem Wurzelchakra.

Das **Wurzelchakra** befindet sich am Damm, zwischen dem Anus und den Genitalien. Es ist unser in der roten Farbe schwingendes Basischakra, von dem aus unsere Wurzeln bis tief in die Erde reichen. Die Erde ist auch das dem Energiewirbel zugeordnete Element. Die Nebennierendrüse sowie unser Geruchssinn stehen in einer engen Verbindung mit dem Wurzelchakra. Es beschäftigt sich mit den Themen rund um das Materielle, unser Urvertrauen, unsere persönliche Lebenskraft, Sicherheit und Stabilität.

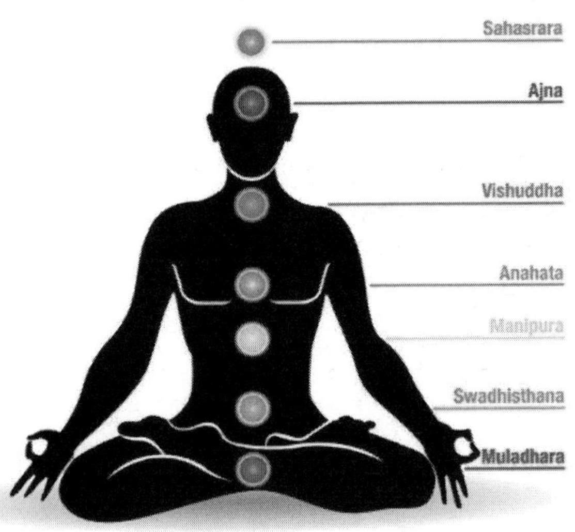

Das zweite Chakra liegt eine Handbreit unter dem Bauchnabel und stellt in einem leuchtenden Orange das **Sakralchakra** dar. Es ist dem Element Wasser und dem Geschmackssinn zugeordnet, außerdem hegt es eine enge Beziehung zu den Keimdrüsen. Das Sakralchakra steht für unsere Sinnlichkeit und Sexualität, das Fließenlassen der Lebensenergie, unsere Schaffenskraft und Lebenslust, außerdem steht es für die körperlichen Emotionen Scham und Schuld.

Das gelbe **Solarplexuschakra** liegt, wie der Name schon verrät, auf dem mit ihr verbundenen Nervengeflecht, dem Solarplexus. Das Feuer ist das ihm zugeordnete Element und die Sehkraft wird durch diesen Energiewirbel repräsentiert. In diesem Bereich dreht sich alles um unsere Gedanken und Glaubensmuster, aber auch um unseren Willen, den Intellekt, unsere Persönlichkeit und das Unterbewusstsein.

In der Mitte der Brust befindet sich unser viertes Chakra, das **Herzchakra**, welches in einem hellen Grün schwingt. Es ist der Thymusdrüse, dem Tastsinn sowie dem Element Luft gewidmet und befasst sich mit den Themen der Liebe, der Hingabe, der Herzensfreude und dem Mitgefühl.

Das hellblaue **Halschakra** liegt auf dem Kehlkopf und steht in einer engen Beziehung zu unserer Schilddrüse, dem Gehörsinn und dem Element Äther. Hier liegt das Zentrum unserer Kommunikation, denn es geht um das Verlautbaren unserer höheren Wahrheit, das Anerkennen der inneren Weisheit und Individualität.

Das vorletzte Chakra ist das **Stirnchakra**, das auch das dritte Auge genannt wird und sich demnach leicht oberhalb zwischen den Augenbrauen befindet. Es ist dem Element Zeit gewidmet, ebenso wie der Hirnanhangsdrüse und dem sogenannten sechsten Sinn, also dem höheren Verstand. Demnach geht das in Violett schwingende Energiezentrum auf die Themen rund um die Verbindung zu unserer Seele ein. Es beschäftigt sich mit der Intuition und unserem höheren Verstand.

Das weiß beziehungsweise transparent leuchtende **Kronenchakra** ist das siebte und somit das letzte der Hauptchakren und es befindet sich direkt über dem Scheitel. Sein Element ist der Raum beziehungsweise das Universum, weshalb es sich um die Verbindung zur Göttlichkeit dreht. Die Zirbeldrüse beziehungsweise das Gehirn steht in einem engen Zusammenhang mit dem Chakra.

Bedeutung für die Anwendung der Akupressur

Wie Sie vermutlich bereits erkennen konnten, ähneln sich die Lehre der Chakren und die Ansätze der klassischen Gesundheitslehre aus China sehr. Dank dieser Verbindung sind die beiden kulturell unterschiedlichen Bereiche harmonisch und miteinander vereinbar, sodass wir beide zur Heilung unserer Beschwerden heranziehen können.

Mit der Akupressur können wir ebenso die Chakren über die Energieleitbahnen des Körpers, ob wir diese nun Meridiane oder Nadis nennen, erreichen. Mit der richtigen Auswahl der Akupressurpunkte können wir die sieben Hauptzentren der Energien stärken, sodass wir von den positiven Auswirkungen profitieren. Genauso können wir bei der Betrachtung der Krankheiten aus der Sicht der Chakren die Akupressur als eine Heilmethode heranziehen.

Die vielen Überschneidungen zwischen den Lehren machen das Vereinen des Wissens leicht, außerdem erweitern sie nicht nur den Horizont in Bezug auf mögliche Methoden und Herangehensweisen an die Heilung, sondern sie erweitern auch das Anwendungsgebiet der Akupressur.

Die nachfolgende Übersicht verdeutlicht den Zusammenhang zwischen den Organen mit den einzelnen Hauptchakren, außerdem gibt sie mögliche Beschwerden an, die bei einer Schwächung der Energien auftreten können. Durch verschiedenste Techniken können wir unsere physischen und psychischen Symptome lindern, indem wir die jeweiligen Chakren öffnen, aktivieren und so mit Energie reinigen und versorgen.

Chakra-Bezeichnung	Organe	endokrine **Drüse**(n) und Nervengeflecht	Mögliche physische **Beschwerden** bei Blockaden	Mögliche **psychische** Beschwerden / Ängste bei Blockaden
1. Chakra: Wurzelchakra (Muladhara)	• Geschlechtsorgane • Skelett • Zähne • Damm • Darm • Haut • Lymphsystem	• Nebennierendrüsen • Plexus scralis	• Schmerzen in der betroffenen Region der Wirbelsäule • Schwäche des Immunsystems • Essstörungen	• Gestörtes Urvertrauen • Energielosigkeit • Existenzangst • Angst vor Veränderung • Angst vor mangelnde Zugehörigkeit
2. Chakra: Sakralchakra (Swadhisthana)	• Nieren • Blase • Geschlechtsorgane • Lymphsystem	• Keimdrüsen • Plexus lumbalis	• Schmerzen in der betroffenen Region der Wirbelsäule • Erkrankungen der Geschlechtsorgane • Nierenbeschwerden • Blasenbeschwerden • Sexuelle Dysfunktion • Verlust des Appetits • Verlust der Lebensfreude	• Angst vor Nähe und Intimität • Angst vor dem Ausdruck der eigenen Emotionen und Kreativität
3. Chakra: Solarplexuschakra (Manipura)	• Zwerchfell • Magen • Leber • Nieren • Milz • Gallenblase • Darm • Haare und Nägel	• Bauchspeicheldrüse • Solarplexus	• Schmerzen in der betroffenen Region der Wirbelsäule • Verdauungsprobleme • Essstörungen • Atembeschwerden • Magengeschwüre • Gallensteine • Darmerkrankungen • Diabetes • Krebs	• Angst vor Kritik • Versagensangst
4. Chakra: Herzchakra (Anahata)	• Herz • Lunge • Immunsystem	• Thymusdrüse • Plexus cardiacus	• Schmerzen in der betroffenen Region der Wirbelsäule • Herzbeschwerden • Lungenbeschwerden • Krankheiten in Brust, Armen und Händen • Abweichungen des Blutdrucks • Asthma • Allergien	• Angst vor Schmerz und Verletzung • Angst vor Nähe

5. Chakra: Halschakra (Vishuddha)	• Kehlkopf • Mund • Ohren • Nase • Kiefer • Stimm-organe	• Schilddrüse • Plexus cervicalis	• Schmerzen in der betroffenen Region der Wirbelsäule • Entzündungen des Rachens • Nebenhöhlenentzündungen • Zahnfleischentzündungen • Entzündungen in der Mundhöhle • Schilddrüsenüberfunktion • Schilddrüsenunterfunktion	• Angst vor Zurückweisung • Angst, das wahre Ich zu zeigen • Konfrontationsangst
6. Chakra: Stirnchakra (Ajna)	• Gehirn • Augen	• Hirnanhangsdrüse (Hypophyse) • Plexus caroticus	• Schmerzen in der betroffenen Region der Wirbelsäule • Kopfschmerzen • Migräne • Epilepsie • Schlaganfall • Hirntumore • Augenerkrankungen • Ohrenbeschwerden • Erkrankung der Nase • Erkrankung des Nervensystems	• Angst, nicht zu verstehen und nicht zu wissen
7. Chakra: Kronenchakra (Sahasrara)	• Nerven	• Zirbeldrüse (Epiphyse) • Gehirn	• Schmerzen in der betroffenen Region der Wirbelsäule • Schlafstörungen • Koma • Allgemeine Schwäche des Immunsystems • Nervenleiden • Multiple Sklerose (MS) • Lähmungserscheinungen • Krebs	

Verbindung zwischen den Chakren und der Akupressur

Welche Verbindung besteht also zwischen den Chakren und den Ansätzen der Traditionellen Chinesischen Medizin und wie können wir das für die Akupressur nutzen?

Genau wie die Traditionelle Chinesische Medizin den Körper als ein energiezentriertes System betrachtet, so erkennt auch die Lehre der Chakren die energetische Ebene des Körpers an. Die einzelnen Chakren geben uns also Aufschluss darüber, in welchem Gesundheitszustand sich unser Körper befindet, ob wir Beschwerden auf physischer oder psychischer Ebene wahrnehmen.

Die Energie, die laut der Lehre der Chakren unseren Körper mit Kraft und Vitalität versorgt, wird **Prana** genannt. Sie ist ähnlich wie das Qi in der Traditionellen Chinesischen Medizin die Lebensenergie, die ohne Blockaden fließen muss, um ihre Aufgaben erfüllen zu können. Prana zirkuliert durch den gesamten Körper innerhalb der Energieleitbahnen, den Nadis, die laut einigen Quellen in etwa 300.000 an der Zahl sind. Sie speisen die speziellen Bereiche unseres materiellen Körpers mit Kraft, wodurch er leben und funktionieren kann. Stockt der Fluss an einer Stelle durch Störungen, so geht auch die Lehre der Chakren davon aus, dass sich Krankheiten auf der physischen Ebene manifestieren werden.

Diese Beschreibung der Nadis ähnelt sehr denen der Meridiane in der klassischen chinesischen Gesundheitslehre. Auch sie stellen die Energiekanäle des Körpers dar, die ein ganzes Netzwerk aus Bahnen bilden. In beiden Fällen herrscht eine enge Verbindung zwischen den Chakren und den Nadis sowie den Akupressurpunkten und den Meridianen. Die Energiewirbel aus der hinduistischen Lehre können auf die Nadis und somit auf den Energiefluss einwirken, denn die Chakren sind gewissermaßen wie die Akupressurpunkte: Sie sind die Stellen des Körpers, an denen wir einen Zugang zu den anderen Bereichen und den tiefer liegenden Schichten erlangen. Durch die Behandlung der Punkte erreichen wir noch weitere Stellen, sodass wir bei der gezielten Behandlung der richtigen Energiezentren eine Problemzone auflösen können.

Auch die Chakren sind, wie die obere Tabelle veranschaulicht, mit bestimmten Organen verbunden. Die Nadis hingegen sind die Brücken, die die einzelnen Körperbereiche miteinander verbinden und die es ermöglichen, dass wir die inneren Organe auch über die Stimulierung unserer Haut erreichen können.

Der Ansatz der hinduistischen Lehre der Chakren ist ebenso holistisch wie der der Traditionellen Chinesischen Medizin. Um eine körperliche Beschwerde zu lindern, vertrauen wir nicht nur auf die Beseitigung des Symptoms, sondern wir sehen den Körper als ganzheitliches Energiesystem. Alles ist miteinander verbunden, wodurch das Geschehen an einer Stelle ebenso Auswirkungen auf die Funktionsweisen von allen anderen Stellen des Körpers hat. Was wir zu uns nehmen, was wir fühlen, hören, sehen und wahrnehmen, beeinflusst also auch unsere allgemeine Gesundheit.

Den einzelnen Chakren sind unter anderem bestimmte Lebensmittel, Kräuter, Aromen, Klänge und Räucherstoffe zugeordnet, welche die Energien aktivieren, harmonisieren und stärken können. Bei der Behandlung der Störungen sollten Sie also immer das ganze Bild berücksichtigen – ganz genau so, wie die Traditionelle Chinesische Medizin es lehrt.

Akupressurpunkte finden – Der Guide zum Einstieg

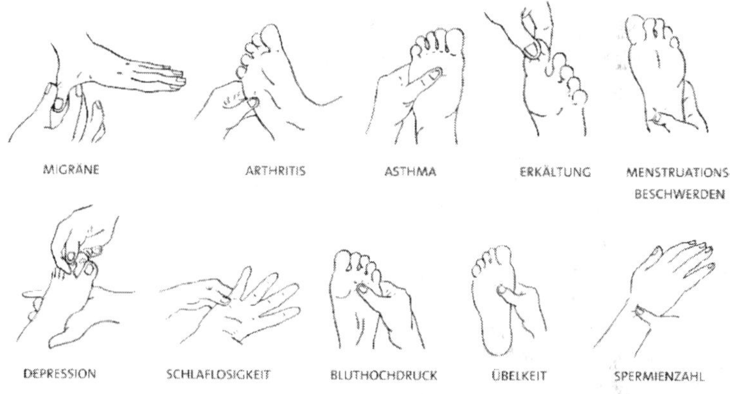

Die Maßeinheit der Traditionellen Chinesischen Medizin – das Körpermaß „Cun"

Die Traditionelle Chinesische Medizin bedient sich keiner klassischen Maßeinheiten wie Millimeter oder Zentimeter. Da sich die jeweiligen Meridiane und Punkte nie an der exakt selben Stelle bei den Menschen befinden, mussten sich die alten Lehrer etwas einfallen lassen, um diese Punkte dennoch bei jeder Person lokalisieren zu können. Bei einem Kind zum Beispiel ist der Abstand zwischen zwei Akupressurpunkten deutlich kleiner als bei einem Erwachsenen, sodass reguläre Zentimeterangaben nutzlos sind. Aus diesem Grund wird bei den Heilmethoden Akupunktur und Akupressur das Körpermaß „Cun" verwendet. Diese Maßeinheit ist höchst individuell und erlaubt somit, dass die Akupressur an jede Person, unabhängig ihrer Körperform und Größe, angepasst werden kann. Die Stelle, an dem sich der Akupressurpunkt auf dem Meridian befindet, ist also proportional zu der Körpergröße des Menschen. Cun ist im Gegensatz zu anderen klassischen Maßeinheiten nicht starr. Es berücksichtigt den individuellen Körperbau, indem wir mithilfe der Daumen und Fingerbreiten des Menschen, der behandelt werden soll, die Akupressurpunkte an seinem Körper lokalisieren. Wenn Sie sich selbst massieren wollen, müssen Sie für das Auffinden der Akupressurpunkte Ihre eigenen Fingermaße zur Hilfe ziehen. Wenn Sie einen Partner behandeln möchten, müssen Sie hingegen seine Fingerbreiten nutzen, um die Punkte zu finden. Somit trägt jeder Mensch sozusagen sein eigenes Maßband in Form seiner Hand ständig bei sich.

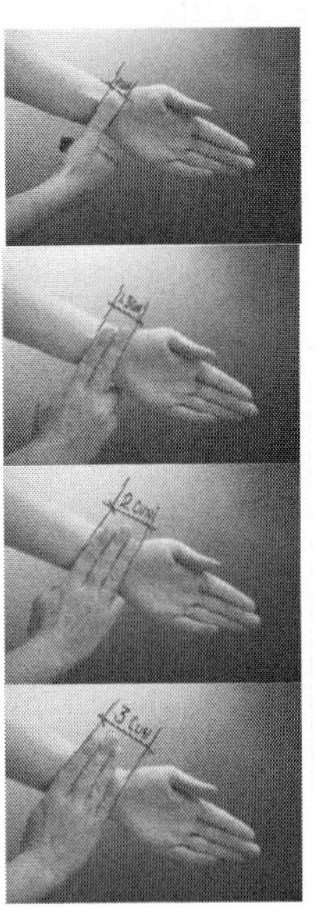

Ein Cun entspricht der dicksten Stelle am Gelenk Ihres Daumens.

Ihr Zeige- und Mittelfinger nebeneinander gelegt ergibt eineinhalb Cun.

Für zwei Cun hingegen legen Sie Ihren Ringfinger zu Ihrem Zeige- und Mittelfinger hinzu.

Drei Cun entsprechen der Breite, die sich aus Ihren vier Fingern nebeneinander, ohne Daumen, ergibt.

Der Körper besitzt immer gleiche Proportionen, sodass wir dank des individuellen Körpermaßes Cun davon ausgehen können, dass zum Beispiel der Abstand zwischen der Stelle, an der der Nacken in die Schulterpartie übergeht, und dem Steißbein etwa 30 Cun beträgt. Mittig auf unserer Stirn befinden sich drei Cun zwischen den Augenbrauen und dem Haaransatz, genauso wie der Abstand zwischen dem Ende des Brustbeines und dem Nabel acht Cun beträgt. Die Länge des Brustbeines beträgt neun Cun und zwischen die Kniegelenksfalte und der höchsten Erhebung des Außenknöchels passen 16 Cun. Diese Liste der Körpermaße kann für den gesamten Körper weitergeführt werden.

DIE WICHTIGSTEN AKUPRESSURPUNKTE DES KÖRPERS AUF EINEN BLICK

Nun stellt sich die Frage, woher wir wissen, welcher Meridian und welcher Akupressurpunkt der richtige für die Behandlung unserer Beschwerden ist. Im Folgenden finden Sie eine Liste, die Ihnen dabei hilft, die Stelle zu lokalisieren, bei deren Stimulierung die Linderung Ihrer Beschwerden eintritt. Um einen Einblick in die wichtigsten Akupressurpunkte und ihrer Bezeichnungen zu gewinnen sowie herauszufinden, wo sie zu finden sind und welche Beschwerden sie lösen, können Sie auf diese übersichtliche Zusammenstellung zurückgreifen.

Akupressurpunkte am Kopf, Nacken und Hals

Akupressurpunkt Bezeichnung (zugehöriger Meridian)	**Lokalisation**	**Zu massieren bei**
Yin Tang (-)	• Exakt zwischen den Augenbrauen	• Unfruchtbarkeit • Schwangerschaftsbeschwerden • Stress • Anspannung
Blase 10 Himmelssäule (Blasen-Meridian)	• Hinterkopf • Am Ansatz des Kapuzenmuskels in der Höhe des Haaransatzes • Ein Cun neben der Mittellinie auf den Muskelsträngen	• Kopfschmerzen • Migräne • Nackensteifheit • Schlafstörungen • Halsschmerzen • Heiserkeit • Beschwerden der Stimmbänder • Schwangerschaftsbeschwerden • Allergien
Gallenblase 3 Auf dem Paß (Gallenblasen-Meridian)	• Oberer Rand des Jochbeins • In der dort spürbaren Vertiefung	• Augenbeschwerden • Müde Augen • Kurz- und Weitsichtigkeit
Gallenblase 8 Am Ohr entlang gelegenes Tal (Gallenblasen-Meridian)	• An der Seite des Kopfes oberhalb des Ohrs • Eineinhalb Cun über der höchsten Stelle des Ohrs	• Halbseitenkopfschmerzen • Gleichgewichtsstörungen • Bluthochdruck • Schwindel • Burnout-Syndrom
Gallenblase 12 Vollendungsknochen (Gallenblasen-Meridian)	• An der Seite des Kopfes • In einer kleinen Kuhle hinter dem unteren Teil des Ohrs am Warzenfortsatz	• Kopfschmerzen • Beschwerden der Halswirbelsäule • Durchblutungsstörungen der Gehirn versorgenden Gefäße

Gallenblase 14 Yang-Weiße (Gallenblasen-Meridian)	• Ein Cun oberhalb der Augenbraue • Über der Pupille, wenn geradeaus geblickt wird	• Kopfschmerzen • Entzündungen der Stirnhöhle • Augenerkrankungen
Gallenblase 20 Teich des Windes (Gallenblasen-Meridian)	• An der Seite des Kopfes • Hinter dem unteren Teil des Ohrs am Warzenfortsatz (Knochenvorsprung hinter dem Ohrläppchen) • Seitlich (Richtung des Hinterkopfes) des Punktes Gallenblase 12	• Migräne • Verspannungen der Halswirbelsäule • Trockene Augen • Durchblutungsstörungen der Gehirn versorgenden Gefäße • Schlafstörungen • Gelenkschmerzen • Tinnitus • Schwindel • Ohrbeschwerden
Magen 1 Strahlende Augen (Magen-Meridian)	• Seitlich der Nasenwurzel • An der tiefsten Stelle des Augenhöhlenrandes	• Augenbeschwerden • Weit- und Kurzsichtigkeit • Trockene Augen
Magen 5 Großer Empfang (Magen-Meridian)	• Direkt am Unterkiefer • Kurz vor dem Kaumuskelrand	• Zahnschmerzen (Unterkieferzähne)
Dünndarm 18 Kellerloch der Wange (Dünndarm-Meridian)	• Auf der Höhe des unteren Nasenrandes • Senkrecht unter dem äußeren Augenrand • Unter dem Jochbein	• Hautunreinheiten • Akne • Gesichtsschmerzen • Zuckungen
Dünndarm 19 Palast des Gehörs (Dünndarm-Meridian)	• Nahe am Ohr, kurz vor dem Gehörgang • Kurz vor dem kleinen Vorsprung • Der Punkt liegt in der beim Öffnen des Mundes entstehenden Vertiefung	• Konzentrationsschwäche
Du Mai 20 Hundertfaches Zusammentreffen (Gouverneur/Lenkergefäß)	• Auf der Mittellinie des Scheitels • An der höchsten Stelle • Von oben betrachtet genau mittig zwischen der Gerade, die die Ohren miteinander verbindet • Etwa fünf Cun von dem Haaransatz der Stirnmitte entfernt	• Bluthochdruck • Unruhiger Geist • Stress • Kopfschmerzen • Schlafstörungen • Depression • Müdigkeit • Libidomangel

Akupressurpunkte an den Armen und Händen

Akupressurpunkt Bezeichnung	**Lokalisation**	**Zu massieren bei**
Dickdarm 4 Vereinte Täler (Dickdarm-Meridian)	• Pressen Sie den Daumen gegen den Zeigefinger • An der höchsten Stelle des dabei entstehenden Muskelwulstes	• Zahnschmerzen • Kopfschmerzen • Schnupfen • Allergien • Fieber • Erkältung, Grippe • Trockene Augen • Gelenkschmerzen im Arm • Vegetative Störungen • Bluthochdruck • Übergewicht • Magenbeschwerden • Menstruationsbeschwer-den • Konzentrationsstörungen • Müdigkeit • Schwangerschaftsbe-schwerden • Nackenschmerzen • Stress, Anspannung • Lebensenergie-Mangel
Dickdarm 10 Drei Meilen des Armes (Dickdarm-Meridian)	• Eineinhalb Cun unter der Ellenbo-genfalte, am daumenseitigen Ende	• Hexenschuss • Zahnschmerzen
Dickdarm 11 Gekrümmter Teich (Dickdarm-Meridian)	• Winkeln Sie Ihren Arm um 90° an • Am daumenseitigen Ende in der Ellenbogenfalte	• Hautunreinheiten • Akne • Verdauungsbeschwerden • Beschwerden der Arme und Schultern • Übergewicht • Magenbeschwerden • Konzentrationsstörungen • Müdigkeit • Gelenkschmerzen • Allergien
Dünndarm 3 Der hintere Wasserlauf (Dünndarm-Meridian)	• Schließen Sie Ihre Hand zu einer Faust • An der Handkante (am kleinen Finger) entsteht die Handquerfalte	• Bluthochdruck • Kopfschmerzen • Epilepsie • Nackenschmerzen und Nackensteifheit • Schwindel

Dünndarm 19 Yang Tal (Dünndarm-Meridian)	• An der äußeren Seite des Handgelenks (also zum kleinen Finger zeigend) • Ein Cun unter der Handgelenksfalte • In der Vertiefung unter dem sichtbaren Knochen	• Konzentrationsschwäche
Drei-Erwärmer 3 Äußeres Tor (Drei-Erwärmer-Meridian)	• Auf der Mitte des Unterarms • 2 Cun von der Handgelenksfalte entfernt	• Nackenschmerzen • Schulterbeschwerden • Tinnitus • Erkältung • Migräne
Drei-Erwärmer 4 Yang-Teich (Drei-Erwärmer-Meridian)	• Auf dem Handrücken • Fast genau mittig von der Handgelenksquerfalte	• Niedriger Blutdruck • Kopfschmerzen • Schulterbeschwerden • Armbeschwerden
Drei-Erwärmer 5 Äußere Schranke (Drei-Erwärmer-Meridian)	• Auf dem Unterarmrücken • Zwei Cun über der Handgelenksfalte • Zwischen Radius und Ulna	• Schwindel • Übergewicht • Grippe • Erkältung • Allergien
Herz 3 Lebensfreude (Herz-Meridian)	• Am Ende der Falte des Ellenbogens, auf der Seite des kleinen Fingers	• Depression
Herz 7 Tor des Geistes (Herz-Meridian)	• Knapp unter der inneren Handgelenksfalte auf der Seite des kleinen Fingers	• Herzklopfen • Herzbeschwerden • Kurzatmigkeit • Handgelenkschmerzen • Stress • Übererregbarkeit • Nervenschwäche • Unruhe • Konzentrationsstörungen • Burnout-Syndrom • Schlafstörungen • Anspannung

Herz-Kreislauf 6 Innere Schranke (Herz-Kreislauf-Meridian)	• Auf der Innenseite des Unterarms • Eineinhalb Cun über der Handgelenksquerfalte • Zwischen Elle und Speiche	• Schwindel • Burnout-Syndrom • Niedriger Blutdruck • Müdigkeit • Übelkeit • Brechreiz • Psychische Beschwerden • Magenbeschwerden • Burnout-Syndrom • Schlafstörungen • Schwangerschaftsbeschwerden
Herz-Kreislauf 7 Großer Grabhügel (Herz-Kreislauf-Meridian)	• Auf der Innenseite am Handgelenk • Genau mittig von der Handgelenksquerfalte	• Niedriger Blutdruck • Kopfschmerzen • Psychische Beschwerden • Schlafstörungen
Herz-Kreislauf 8 Platz der großen Mühe (Herz-Kreislauf-Meridian)	• Exakt in der Mitte der Handfläche	• Herzklopfen • Nachschmerz von Gürtelrose • Erschöpfung • Stress
Lunge 3 Lagerhaus des Himmels (Lungen-Meridian)	• Etwa in der Mitte des Oberarms zwischen Schulter und Ellenbogen • In der Vertiefung zwischen dem Bizeps und den Schultermuskeln	• Depression • Trauer • Asthma • Husten
Lunge 5 Moor der Elle (Lungen-Meridian)	• Mittig der Ellenbogenbeugefalte • am äußeren Ende der Sehne des Bizeps	• Husten • Bronchitis • Lungenbeschwerden • Asthma
Lunge 7 Keil-Spalte (Lungen-Meridian)	• Wenn Sie den Daumen abspreizen, entsteht an der Basis des Daumens eine Vertiefung zwischen zwei Sehnen • Der Punkt befindet sich von dort aus etwa ein Cun in Richtung des Unterarms auf dem Knochen	• • Depression • • Trauer • • Nackenschmerzen • • Müdigkeit • • Erkältung • • Grippe
Lunge 9 Größte Tiefe (Lungen-Meridian)	• Auf der Handgelenksinnenseite auf der Höhe der Handgelenksfalte • Zwischen der Vertiefung an der Basis des Daumens und der Stelle, an der man den Herzschlag erfühlen kann	• Depression • Trauer • Asthma • Husten • Erschöpfung • Lebensenergie-Mangel
Lunge 11 Geringeres Metall (Lungen-Meridian)	• Am äußeren Nagelwinkel des Daumens	• Grippe • Erkältung • Asthma • Husten

Akupressurpunkte auf der Brust und dem Bauch

Akupressurpunkt Bezeichnung	Lokalisation	Zu massieren bei
Magen 12 Bettlerschale (Magen-Meridian)	• Vier Cun seitlich der Mittellinie • Mittig am Oberrand des Schlüsselbeins	• Schwangerschaftsbeschwerden • Asthma • Husten • Übelkeit
Magen 13 Tor der Lebensenergie (Magen-Meridian)	• Unter dem Schlüsselbein • Unterhalb von dem Punkt Magen 12	• Schwangerschaftsbeschwerden • Brustschmerzen • Husten • Atembeschwerden
Magen 25 Türangel des Himmels (Magen-Meridian)	• Zwei Cun seitlich des Bauchnabels	• Verdauungsbeschwerden (Verstopfungen) • Depression
Magen 28 Wasserwege (Magen-Meridian)	• Drei Cun unterhalb des Punktes Magen 25	• Verdauungsbeschwerden (Verstopfungen)
Magen 30 Durchdringendes Qi (Magen-Meridian)	• An der oberen Kante des Schambeins • Zwei Cun neben der Mittellinie	• Bauchschmerzen • Libidomangel • Verdauungsbeschwerden
Ren Mai 2 Gebogener Knochen (Konzeptionsgefäß)	• Mittig des oberen Schambeinrandes	• Prostatabeschwerden
Ren Mai 4 Tor des Ursprungs-Qi (Konzeptionsgefäß)	• Drei Cun unter dem Nabel	• Übergewicht • Menstruationsbeschwerden • Unterbauchschmerzen • Inkontinenz • Leistungsschwäche • Asthma • Unfruchtbarkeit
Ren Mai 5 Steintor (Konzeptionsgefäß)	• Zwei Cun unter dem Nabel	• Menstruationsbeschwerden • Kraftlosigkeit • Unfruchtbarkeit • Leistungsschwäche

Ren Mai 6 Meer der Energie (Konzeptionsgefäß)	• Ein Cun unter dem Nabel	• Übergewicht • Geringe Belastbarkeit • Unterbauchschmerzen • Magenschmerzen • Menstruationsbeschwerden • Burnout-Syndrom • Erschöpfung • Müdigkeit • Leistungsschwäche • Allergien • Libidomangel
Ren Mai 8 Mitte des Nabels (Konzeptionsgefäß)	• Genau auf dem Nabel	• Übergewicht • Unterbauchschmerzen • Durchfall • Verstopfungen • Unregelmäßige Periode
Ren Mai 9 Wasserteiler (Konzeptionsgefäß)	• Ein Cun über dem Nabel	• Prostatabeschwerden
Ren Mai 12 Meisterpunkt des Magens (Konzeptionsgefäß)	• Genau auf der Mittellinie der Vorderseite des Körpers • Mittig auf der Strecke zwischen unterem Brustbeinrand und dem Nabel • Etwa vier Cun über dem Nabel	• Niedriger Blutdruck • Appetitlosigkeit • Völlegefühl • Magenbeschwerden • Saures Aufstoßen • Übergewicht • Blähungen
Ren Mai 14 Großer Palast (Konzeptionsgefäß)	• Sechs Cun über dem Nabel	• Unfruchtbarkeit • Übelkeit
Ren Mai 15 Taubenschwanz (Konzeptionsgefäß)	• An der Spitze des Schwertfortsatzes am unteren Rand des Brustbeines	• Magenbeschwerden • Depression • Schlafstörungen
Ren Mai 17 Meisterpunkt der Atmung (Konzeptionsgefäß)	• Genau mittig des Brustbeins • Zwischen den Brustwarzen	• Übergewicht • Schlafstörungen • Schwangerschaftsbeschwerden • Anspannung

Lunge 1 Versammlungshalle der Mitte (Lungen-Meridian)	• Zwei Cun unter dem Schlüsselbein an den seitlichen Enden	• Herzklopfen • Schmerzen im Brustkorb • Schmerzen im Zwerchfell • Husten • Übelkeit und Erbrechen • Asthma • Bronchitis • Depression
Niere 16 Passagepunkt der Vitalen (Nieren-Meridian)	• Auf der Höhe des Nabels • Einen halben Cun seitlich der Mittellinie	• Unfruchtbarkeit • Verstopfungen • Bauchschmerzen
Niere 27 Herrenhaus des Transportpunktes (Nieren-Meridian)	• Zwei Cun seitlich der Mittellinie • Zwischen dem Schlüsselbein und der ersten Rippe • Unter dem Schlüsselbein in einer Mulde	• Erschöpfung • Brustenge • Asthma • Husten • Übelkeit • Allergien

Akupressurpunkte auf dem Rücken

Akupressurpunkt Bezeichnung	Lokalisation	Zu massieren bei
Blase 12 Tor des Windes (Blasen-Meridian)	• Eineinhalb Cun neben dem zweiten Brustwirbeldornfortsatz	• Asthma • Bronchitis • Erkältung • Husten
Blase 13 Zustimmungspunkt der Lunge (Blasen-Meridian)	• Eineinhalb Cun neben dem dritten Brustwirbeldornfortsatz	• Asthma • Brustschmerzen • Husten
Blase 15 Zustimmungspunkt des Herzens (Blasen-Meridian)	• Nahe des fünften Brustwirbeldornfortsatzes • Zwei Cun seitlich der Mittellinie	• Herz-Kreislauf-Schwächen • Niedriger Blutdruck • Schlafstörungen
Blase 18 Zustimmungspunkt der Leber (Blasen-Meridian)	• Zwei Cun seitlich des unteren Randes des neunten Brustwirbelfortsatzes	• Trockene Augen
Blase 20 (Blasen-Meridian)	• Zwei Cun seitlich der Mittellinie • In Höhe des Dornfortsatzes des elften Brustwirbels	• Rückenschmerzen • Magenkrämpfe • Magenbeschwerden • Übelkeit • Verdauungsstörungen • Müdigkeit

Blase 21 Zustimmungspunkt des Magens (Blasen-Meridian)	• Zwei Cun seitlich der Mittellinie • Auf der Höhe des Dornfortsatzes des zwölften Brustwirbels	• Übergewicht • Magenbeschwerden • Übelkeit • Verdauungsstörungen
Blase 23 Einflusspunkt der Niere (Blasen-Meridian)	• Zwei Cun unterhalb des Rades des zweiten Lendenwirbeldornfortsatzes	• Trockene Augen • Rückenschmerzen • Ausbleiben der Regelblutung • Schwächegefühl • Durchblutungsstörungen • Asthma
Blase 25 Zustimmungspunkt des Dickdarms (Blasen-Meridian)	• Eineinhalb Cun seitlich des Dornfortsatzes des vierten Lendenwirbels • Etwa in Höhe des oberen Randes des Beckens	• Kreuzschmerzen • Rückenschmerzen • Verdauungsbeschwerden
Blase 32 Die acht Kellerlöcher (**Blase 31-34**) (Blasen-Meridian)	• Auf dem Kreuzbein • Zweites Sakralloch/Kreuzbeinloch	• Durchblutungsstörungen • Schmerzen im unteren Rücken
Blase 47 Tor der menschlichen Seele (Blasen-Meridian)	• Zwei Cun neben der Mittellinie • Auf einer Ebene mit dem Dornfortsatz des zweiten Lendenwirbels	• Durchblutungsstörungen • Kreuzschmerzen
Gallenblase 21 Schulterbrunnen (Gallenblasen-Meridian)	• Mittig der Schulter	• Schulterbeschwerden
Du Mai 4 Tor der Vitalität (Gouverneur/Lenkergefäß)	• Unterhalb des zweiten Lendenwirbeldornfortsatzes • Etwa auf der Höhe der Taille	• Kreuzschmerzen • Kniebeschwerden • Müdigkeit
Du Mai 14 Spinne (Gouverneur/Lenkergefäß)	• Auf dem oberen Rücken • Unterhalb des siebten Halswirbeldornfortsatzes	• Hautunreinheiten • Akne • Fieber • Kreuzschmerzen • Rückenschmerzen • Asthma • Allergien

Akupressurpunkte an den Beinen und Füßen

Akupressurpunkt Bezeichnung	Lokalisation	Zu massieren bei
Magen 36 Drei Längen zum Fuß (Magen-Meridian)	• Unterhalb des Knies, am Übergang von der Vorwölbung des Schienbeins zur Schienbeinvorderkante – etwa drei Cun unterhalb der Kniescheibe • Eine Fingerbreite seitlich des Übergangs, in Richtung der Beinaußenseite	• Verdauungsbeschwerden (Verstopfungen) • Blasenentzündung • Hexenschuss • Zahnschmerzen • Hautunreinheiten • Akne • Schwindel • Bluthochdruck • Niedriger Blutdruck • Appetitlosigkeit • Völlegefühl • Übergewicht • Körperliche und seelische Erschöpfung • Burnout-Syndrom • Magenbeschwerden • Gastritis (athrophische Gastritis) • Unregelmäßige Periode • Gelenkschmerzen • Müdigkeit • Allergien • Stress • Lebensenergie-Mangel
Magen 38 Öffnung in der Reihe (Magen-Meridian)	• Mittig auf der Strecke zwischen Kniegelenk und Sprunggelenk • In den äußeren Muskeln am Schienbein	• Nackenschmerzen • Kieferschmerzen • Schulterschmerzen
Magen 40 Reichliche Fülle (Magen-Meridian)	• Mittig auf der Strecke zwischen dem Kniegelenkspalt und dem höchsten Punkt des Außenknöchels • Etwa fünf Cun unterhalb des Punktes Magen 36	• Schwindel • Unruhe • Magenbeschwerden • Depression • Burnout-Syndrom
Magen 41 Der gelbe Kaiser (Magen-Meridian)	• Sprunggelenk • Mittig in der Querfalte	• Verdauungsbeschwerden • Zahnschmerzen • Kopfschmerzen • Migräne • Sprunggelenkschmerzen • Magenbeschwerden

Magen 44 Innere Vorhalle (Magen-Meridian)	• Zwischen dem zweiten und dritten Zeh • Etwa ein halber Cun über der Hautfalte zwischen den Zehen	• Hautunreinheiten • Akne • Magenprobleme • Schlafstörungen • Konzentrationsstörungen
Magen 45 Scharfer Wechsel (Magen-Meridian)	• Auf der Spitze des zweiten Zehs • Am Nagelbett, im äußeren Winkel	• Schlafstörungen
Milz-Pankreas 1 Verborgenes Weißes (Milz-Pankreas-Meridian)	• An der äußeren Seite des großen Zehs • etwa an der äußeren Ecke des Zehennagels	• Unregelmäßige Periode
Milz-Pankreas 3 Großes Weißes – höchster Glanz (Milz-Pankreas-Meridian)	• Innerer Fußrand • Leicht hinter dem Zehengrundgelenk in einer Mulde	• Verdauungsbeschwerden (Verstopfungen, Durchfall) • Magenschmerzen • Blähungen • Aufstoßen • Übelkeit und Erbrechen • Gelenkbeschwerden • Durchblutungsstörungen in den Beinen • Kopfschmerzen • Migräne • Zahnschmerzen • Herzklopfen • Schlafstörungen
Milz-Pankreas 4 Fürstenenkel (Milz-Pankreas-Meridian)	• Fußinnenseite • Höchster Punkt des Fußgewölbes	• Kopfschmerzen • Migräne • Magenschmerzen • Darmbeschwerden • Unregelmäßige Periode • Libidomangel
Milz-Pankreas 5 Kleiner Fersenberg (Milz-Pankreas-Meridian)	• Vor und unterhalb der Spitze des Innenknöchels • Über dem Sprunggelenk in der Vertiefung	• Gelenkschmerzen • Gliederschmerzen • Verdauungsbeschwerden
Milz-Pankreas 6 Kreuzung der drei Yin-Bahnen (Milz-Pankreas-Meridian)	• Unterschenkel • An der Hinterkante des Schienbeins, etwa eine Handbreit über der höchsten Stelle des Fußinnenknöchels	• Blasenentzündung • Durchblutungsstörungen • Appetitlosigkeit • Durchfall • Libidomangel • Menstruationsbeschwerden • Übergewicht • Magenbeschwerden • Prostatabeschwerden • Schlafstörungen

		• Gelenkschmerzen • Müdigkeit
Milz-Pankreas 8 Angelpunkt der Erde (Milz-Pankreas-Meridian)	• Auf der Innenseite der Wade • Drei Cun unter dem Gelenkkopf des Schienbeins • Auf einer Linie zwischen dem Punkt Milz-Pankreas 9 und dem inneren Knöchelvorsprung	• Unregelmäßige Periode • Bauchschmerzen
Milz-Pankreas 9 Quelle am Yin-Grabhügel (Mild-Pankreas-Meridian)	• Beugen Sie das Knie leicht • Direkt unter dem Knochenvorsprung des Unterschenkels auf der Innenseite	• Niedriger Blutdruck • Knieschmerzen • Störungen der Bauchspeicheldrüse • Durchblutungsstörungen • Menstruationsbeschwerden • Übergewicht • Magenbeschwerden • Müdigkeit
Milz-Pankreas 10 Meer des Blutes (Milz-Pankreas-Meridian)	• Leicht oberhalb der Kniescheibe • Legen Sie die rechte Hand auf das rechte Knie, dann zeigt die Daumenspitze auf den Punkt	• Übergewicht • Unregelmäßige Periode • Menstruationsbeschwerden • Urtikaria
Leber 2 Gehpause (Leber-Meridian)	• Auf dem Fußrücken • Zwischen dem ersten und zweiten Mittelfußknochen • Einen halben Cun vom Rand des Gewebes entfernt	• Augenbeschwerden • Schlaflosigkeit • Bluthochdruck • Konzentrationsstörungen
Leber 3 Großes Heranstürmen (Leber-Meridian)	• Auf dem Fußrücken • Zwischen dem ersten und zweiten Mittelfußknochen • Etwas oberhalb vom Punkt Leber 2 in einer Vertiefung	• Blasenentzündung • Augenbeschwerden • Muskelkrämpfe • Seelische Verspannung • Schlafstörungen • Appetitlosigkeit • Konzentrationsschwäche • Menstruationsschmerzen • Unregelmäßige Periode • Rückenschmerzen • Gelenkschmerzen • Allergien
Leber 5 Holzwurmgraben (Leber-Meridian)	• Auf der Innenseite des Unterschenkels • Neben der Hinterkante des Schienbeins • Sechs Cun über dem Innenknöchel	• Prostatabeschwerden

Gallenblase 30 Springender Kreis (Gallenblasen-Meridian)	• Ziehen Sie eine Verbindungslinie zwischen dem Trochanter major (Oberschenkelknochen: höchster Punkt des größten Knochenvorsprungs) und dem Kreuzbein • Auf dieser Linie befindet sich der Punkt an der Grenze des ersten zum zweiten Drittels	• Rückenschmerzen • Bandscheibenvorfall • Lähmungen
Gallenblase 34 Quelle am sonnenbeschienenen Hügel (Gallenblasen-Meridian)	• An der Außenseite des Unterschenkels • Unter dem dicken Wadenbeinkopf • In der Delle liegend	• Gastritis (hyperacid Gastritis) • Magenbeschwerden • Appetitlosigkeit • Blähungen • Völlegefühl • Gallenblasenbeschwerden • Nackenschmerzen • Gelenkschmerzen
Gallenblase 37 Strahlende Helle (Gallenblasen-Meridian)	• Sechs Cun über dem Außenknöchel	• Augenbeschwerden • Kurzsichtigkeit • Nachtblindheit • Migräne • Sehstörungen • Trockene Augen
Gallenblase 39 Becher der Sorgen (Gallenblasen-Meridian)	• Zwischen dem Schien- und dem Wadenbein • 3 Cun oberhalb des Knöchels	• Nackenschmerzen • Nackensteifheit • Knie-, Beinschmerzen
Gallenblase 43 Hineingezwängter Strom (Gallenblasen-Meridian)	• An der Außenseite des Grundgelenks des vierten Zehs • Direkt über dem Gelenkspalt	• Ausbleibende Periode • Tinnitus • Migräne, Schwindel
Gallenblase 44 Yin-Öffnungen Fußpunkt (Gallenblasen-Meridian)	• Am vierten Zeh • An der äußeren Nagelecke (also zum kleinen Zeh zeigend)	• Konzentrationsschwäche • Schüchternheit
Niere 1 Sprudelnde Quellen (Nieren-Meridian)	• Mittig auf der Fußsohle im oberen Drittel • Knapp unter den Zehenballen • Unterhalb des ersten und zweiten Zehs	• Niedriger Blutdruck • Schwindel, Kopfschmerzen • Durchblutungsstörungen in den Beinen • Magenbeschwerden • Burnout-Syndrom • Schlafstörungen • Erschöpfung • Libidomangel
Niere 2 Tal in Flammen (Nieren-Meridian)	• Am inneren Fußrand • Auf der höchsten Stelle des Fußgewölbes	• Durchblutungsstörungen • Menstruationsbeschwerden • Blasenbeschwerden

Niere 3 Mächtiger Wasserlauf (Nieren-Meridian)	• Zwischen der Achillessehne und dem hinteren Rand des Innenknöchels	• Osteoporose • Gelenkschmerzen • Rückenbeschwerden • Unregelmäßige Periode • Schwangerschaftsbeschwerden • Ohrbeschwerden • Tinnitus • Asthma • Husten
Niere 5 Spaltenpunkt (Nieren-Meridian)	• Ein Cun unterhalb von dem Punkt Niere 3	• Prostatabeschwerden • Kreuzschmerzen
Niere 6 Erleuchtetes Meer (Nieren-Meridian)	• Knapp unterhalb des Innenknöchels am Fuß	• Niedriger Blutdruck • Schlafstörungen
Niere 7 Erneut schnell strömen (Nieren-Meridian)	• In der Rille zwischen dem langen Zehenbeuger und der Achillessehne • Zwei Cun oberhalb des Punktes Niere 3	• Libidomangel • Verdauungsbeschwerden • Blähungen • Fieber
Niere 9 Bau des Deiches (Nieren-Meridian)	• fünf Cun oberhalb von dem Punkt Niere 3	• Müdigkeit • Vergiftung • Erbrechen
Blase 40 Unterstützende Mitte (Blasen-Meridian)	• In der Mitte der Kniekehle	• Rückenschmerzen • Kniebeschwerden • Kreuzschmerzen
Blase 58 Hochfliegen (Blasen-Meridian)	• Strecken Sie das Bein aus • 1 Cun unter und seitlich der durch die Wadenmuskulatur entstehenden Dreiecksspitze • 7 Cun über dem Punkt Blase 60	• Gelenkschmerzen • Kopfschmerzen • Kreuzschmerzen • Nierenentzündung
Blase 60 Kunlun-Berge (Blasen-Meridian)	• Mittig auf der horizontalen Verbindungslinie zwischen der Achillessehne und dem äußeren Knöchel	• Rückenschmerzen • Nackenschmerzen • Schulterbeschwerden
Blase 63 Goldtor (Blasen-Meridian)	• Ein Cun vor und unter dem äußeren Knöchel	• Kopfschmerzen • Migräne • Sprunggelenkschmerzen • Lendenschmerzen • Beinschmerzen

Blase 65 Beherrscher des Rückgrats (Blasen-Meridian)	• Seitlich am Fußrand des kleinen Zehs im vorderen Drittel • Dicht vor dem deutlich hervorstehenden Knochenvorsprung des Zehengelenks	• Herzklopfen • Müdigkeit • Kopfschmerzen • Nackenschmerzen • Lendenschmerzen • Steißbeinschmerzen • Knieschmerzen • Wadenschmerzen • Blasenbeschwerden

Akupressur – Praktische Anwendung

Nachdem Sie sich mit dem theoretischen Bereich der Akupressur bekannt gemacht haben, werden wir nun konkret: Wir wenden uns der praktischen Anwendung zu. Im Folgenden erhalten Sie eine ausführliche Einweisung in die Durchführung der Akupressur: die **Vorbereitung**, die einzelnen **Grundtechniken** der Massage sowie **Regeln**, die es zu beachten gilt.

DURCHFÜHRUNG DER AKUPRESSUR

Abhängig von der Art und dem Umfang der Beschwerden sowie dem persönlichen Empfinden der zu behandelnden Person kann manchmal schon nach einer Sitzung – in anderen Fällen erst nach mehreren Sitzungen – eine Verbesserung eintreten.

Akute Störungen mit eher leichteren Symptomen können so unter Umständen bereits nach einer Anwendung gelindert werden, während andere Beschwerden über einen längeren Zeitraum hinweg immer wieder über die Akupressur bearbeitet werden müssen. Jeder Mensch zeigt eine andere Reaktion auf die Methoden, sodass einige sofort erleichtert sind, andere wiederum gar nicht reagieren oder erst verspätet. Das Schöne ist, dass die Akupressur bei der korrekten Anwendung nebenwirkungsfrei ist, wodurch Sie nichts falsch machen können, wenn Sie sich und andere mit der Behandlung verwöhnen.

Die richtige Atmung bei der Akupressur

Die richtige Atmung ist ein wichtiger Aspekt, den es bei der Durchführung der Akupressur zu berücksichtigen gilt. Sie fördert die Entspannung während der Behandlung und nach ihr richtet sich auch der Rhythmus des Ausübens der Massagetechniken. Die Atmung während der Behandlung im Blick zu behalten, ist also ein notwendiges Vorgehen, das für den Erfolg der Heilmethode entscheidend ist. Wenn Sie die jeweilige Körperregion ausfindig gemacht und den gewünschten Akupressurpunkt lokalisiert haben, konzentrieren Sie sich auf die Atmung der Person, die Sie behandeln möchten, ob Sie selbst oder eben ein Partner. Üben Sie erst den Druck aus, während **ausgeatmet** wird, und erhalten Sie ihn dann je nach Wunsch über mehrere Zyklen des Ein- und Ausatmens. Wenn die Druckstärke erhöht werden soll, führen Sie auch dies im Einklang mit der Ausatmung durch.

Während des Einatmens hingegen wird der Druck wieder **zurückgenommen**, was zum Beispiel beim Beenden der einzelnen Massagen relevant wird. Diese Harmonisierung zwischen Atmung und Massage kann bei allen Techniken der Akupressur angewendet werden. Hilfreich dabei ist es, die eigene Atmung anzupassen: Sollten Sie also einen anderen Menschen behandeln, richten Sie Ihren eigenen Atemrhythmus auf den Ihres Partners aus, sodass Sie beide **gleichzeitig** ein- und ausatmen. Dies erleichtert Ihnen das Behandeln, denn Sie gleichen sich an und fühlen sich so noch tiefer ein. Aber auch bei der Selbstbehandlung sollten Sie auf den Einklang zwischen Ihrer entspannten Atmung und der Ausübung von Druck achten.

Die Druckpunkte und Druckstärke ermitteln

Anfänger der Akupressur fragen sich häufig, woran sie erkennen können, an welcher Stelle, wie stark und wie lange sie drücken dürfen. Die Druckpunkte befinden sich fast ausschließlich auf den **Meridianen**, die wir bereits näher behandelt haben. Wenn Sie die richtige Stelle auf dem Körper gefunden haben, werden Sie bemerken, dass auch die Stärke des Drückens davon abhängt. Sie können noch so intensiv Druck ausüben, doch wenn Sie nicht die richtige Stelle erwischt haben, hat es keine Auswirkungen.

Die bestimmten Akupressurpunkte können Sie anhand des Guides ermitteln, der Ihnen mithilfe der Beschreibungen von Lage und Auswirkungen bei einer Behandlung verrät, welche Druckpunkte in Ihrem Fall zu empfehlen sind. Nehmen Sie sich am Anfang noch nicht zu viele heraus, sondern verbleiben Sie zunächst bei einigen wenigen. Die Behandlung durch die Akupressur kann viele Prozesse im Körper loslösen, wodurch Sie pro Sitzung nur maximal eine Handvoll Akupressurpunkte bearbeiten sollten. Konzentrieren Sie sich lieber an einem anderen Tag auf die restlichen.

Bei der Ermittlung der Druckstärke ist Ihr persönliches Fingerspitzengefühl gefragt. Die beste Intensität für die Ausübung der Massagetechniken ist bei jedem Menschen unterschiedlich, denn wir alle bevorzugen eine andere Druckstärke. Sie sollten es danach ausrichten, wie empfindlich Sie selbst sind beziehungsweise Ihr Partner ist. Um nicht gleich zu übertreiben, ist es zu empfehlen, dass Sie langsam und achtsam beginnen. Wenn Sie mit dem Ausatmen den Druck ausüben, tun Sie dies zunächst sanft. Ist die Reaktion des Gegenübers neutral oder positiv, erhöhen Sie die Intensität gefühlvoll. So nähern Sie sich immer mehr der optimalen Druckstärke.

Am einfachsten können Sie die persönliche Empfindlichkeit des Partners durch das Nachfragen erfahren. Da wir mit der Akupressur Beschwerden aufspüren, kann es sein, dass der Patient in manchen Bereichen und an den Triggerpunkten einen ganz konzentrierten Schmerz verspürt, der für die behandelnde Person nicht sofort ersichtlich ist. Bitten Sie deshalb den Menschen, den Sie massieren, Ihnen eine kurze und ehrliche Rückmeldung zu geben beziehungsweise sofort Bescheid zu geben, sollte der Druck zu Unwohlsein führen. So können Sie schnell reagieren und die Druckstärke vermindern.

Achten Sie dabei auf Ehrlichkeit: Die Behandlung hat nur einen geringen bis gar keinen Nutzen, wenn starke Schmerzen verspürt werden und sich daraufhin verspannt wird. Sie oder die zu behandelnde Person sollten also nicht das Gefühl haben, Sie müssten irgendetwas ertragen oder eine Technik aushalten. Stärker und intensiver ist in diesem Fall nicht immer automatisch besser. Hören Sie auf die Reaktionen Ihres Körpers beziehungsweise des Partners und gehen Sie sofort einen Schritt zurück, sobald Sie den Anflug von Unwohlsein wahrnehmen. Doch auch während der Behandlung können Sie durch den engen Kontakt, den Sie über die Hände zum Körper des Massierten haben, genau erspüren, welche Empfindungen der Gegenüber wahrnimmt. Wenn Sie weiches, entspanntes Gewebe vorfinden, das bei der Massage sanft nachgibt, dann scheinen Sie alles richtig zu machen. Ist das Gesicht des zu Behandelnden entspannt, ist dies zusätzlich ein Zeichen Ihrer guten Arbeit. Es kann dennoch vorkommen, dass sich der Körper bei einem zu starken Drücken verkrampft und sich die Muskeln zusammenziehen. Das ist ein klares Anzeichen für eine zu intensive Druckstärke. Wenn eine unangenehme Bewegung auf eine uns schmerzende Stelle ausgeübt wird, halten wir automatisch die Luft an. Auch in diesem Fall ist es angebracht, die Reaktion zu respektieren und die Intensität der Massage zu reduzieren. Als Unterscheidungshilfe sollten Sie wieder den Atem heranziehen: Ist der Rhythmus gleichmäßig, können Sie wie zuvor weitermachen.

Zwischen dem Gefühl, dass die Massage nichts bewirkt, und dem unangenehmen Schmerz gibt es den Bereich, der dem sogenannten **Wohlfühlschmerz** gilt. Dies ist der Punkt, den Sie erreichen wollen, denn wenn das Ausüben des Drucks ein intensives und fast schmerzhaftes Gefühl auslöst, das sich dennoch sehr gut anfühlt, dann haben Sie nicht nur die richtige Stelle gefunden, sondern auch die optimale Druckstärke. Diese charakteristische Sinnesempfindung wird auch „**De-Qi-Gefühl**“ genannt und sie zeigt sich durch ein Ziehen oder Brennen. Haben Sie den optimalen Druckpunkt und die optimale Druckstärke ermittelt, halten Sie beides für einen oder mehrere Atemzyklen bei. Sie lösen Ihre Hand erst mit dem darauffolgenden Einatmen.

VORBEREITUNG

Bevor Sie mit der Durchführung der Akupressur beginnen, sollten Sie unbedingt ein gewisses Grundwissen bezüglich der Wirkungsweise, der Grundtechniken und der Grundregeln besitzen. Wenn Sie für die praktische Anwendung bereit sind, ist es sinnvoll, zunächst die Ausgangslage zu definieren.

- Welche Beschwerden belasten Sie und wo würden Sie deren Intensität auf einer **Skala** von eins bis zehn einordnen, wenn eins für symptomfrei steht und zehn die persönlich schmerzhafteste Erfahrung darstellt?

1	2	3	4	5	6	7	8	9	10

symptomfrei schmerzhaft

• Wie äußern sich die Symptome und wie fühlen Sie sich dabei? Beschreiben Sie die **Art** der Schmerzen und die **Gefühle**, die Sie dabei verspüren.

Art der Schmerzen	Gefühle
Bsp.: Kopfschmerzen	Bsp.: schwach, hilflos

• An welcher Körperstelle oder in welchen Körperbereichen nehmen Sie die Störungen wahr?

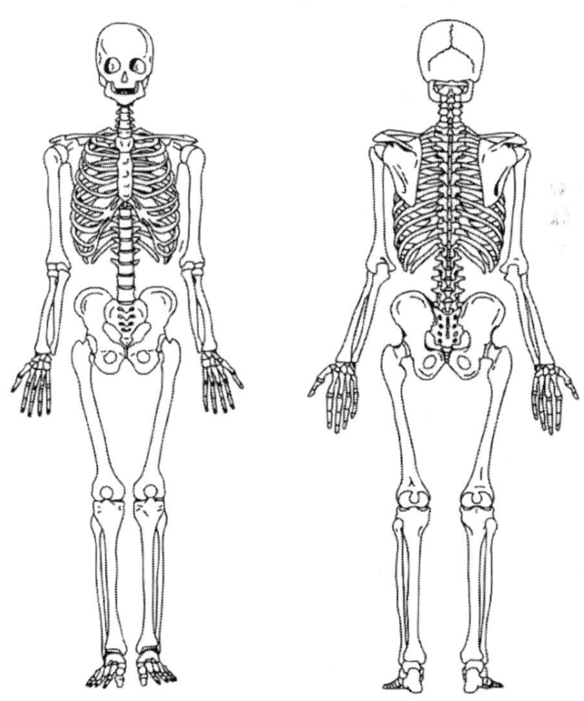

- Wann treten die **Beschwerden** auf beziehungsweise in welchem **Zusammenhang** machen sie sich bemerkbar? Werden Sie sich der Situationen, Gedanken, Bewegungen oder körperlichen Haltungen bewusst, die dem Schmerz vorausgehen.

Beschwerde	Ursache / Zusammenhang
Bsp. Kopfschmerzen	Bsp. Wenn ich vom Chef angerufen werde -> Stress

Diese Vorüberlegungen helfen Ihnen dabei, sich dem Umfang Ihrer Beschwerden bewusst zu werden. Möglicherweise können Sie dadurch Verbindungen zu bestimmten Faktoren in Ihrem Leben ziehen oder Sie erlangen neue Erkenntnisse bezüglich einer wahrscheinlichen Ursache der Störung. Zudem sind diese Grundüberlegungen nötig, um die Meridiane und Akupressurpunkte zu bestimmen, die Sie im Rahmen einer Selbstbehandlung später bearbeiten möchten.

Weitere Vorbereitungstipps:

1. Recherche

Wählen Sie nun die Akupunkturpunkte aus, die Sie für die Behandlung der Beschwerden für sinnvoll halten. Machen Sie sich mit den damit verbundenen Meridianen und inneren Organen sowie der Wirkung vertraut. Machen Sie sich mit den Massagetechniken im nächsten Kapitel vertraut und überlegen Sie, welche Sie anwenden können. Wenn Sie so weit sind, können Sie sich auf die eigentliche Selbstbehandlung vorbereiten.

2. Wohlgefühl

Ihre letzte Mahlzeit sollte bereits eine Weile her sein, andersherum sollten Sie auch nicht hungrig sein. Für die Akupressur ist ein allgemeines Wohlgefühl von Vorteil, damit Sie sich voll und ganz auf die Erfahrung einlassen können, weshalb Sie möglichst die Faktoren eliminieren sollten, die Sie behindern könnten.

3. Atmosphäre

Stellen Sie sicher, dass Sie eine angenehme, beruhigende, warme und gut durchlüftete Atmosphäre geschaffen haben, die eine Entspannung begünstigt. Vielleicht bevorzugen Sie gedämpftes und indirektes Licht oder Sie können auch ruhige und leise Musik anschalten. Sie sollten zudem sicherstellen, dass Sie die nächste Zeit ungestört von Telefon oder anderen Menschen Ihre Arbeit verrichten können.

4. Vorbereitung der Hände

Ihre Hände, mit denen Sie die Behandlung durchführen, sollten nicht eiskalt sein und so unnötige Verspannungen auslösen. Wärmen Sie sie lieber vorher gut auf, machen Sie sie geschmeidig und kürzen Sie Ihre Fingernägel auf eine Länge, welche möglicherweise auftretende Verletzungen durch diese vermeidet. Legen Sie zudem Ringe, Uhren und Armbänder ab. Es kann sein, dass Sie Ihre erste Selbstbehandlung als sehr anstrengend für Ihre Hände und Finger wahrnehmen. Hier kann es helfen, die Muskeln in diesem Bereich mit einfachen Übungen zu dehnen, zu lockern und zu kräftigen. Sie könnten beispielsweise einen kleinen Ball in der Hand immerzu drücken und die Hand dann wieder entspannen. So bauen Sie nach und nach die Kraft und Flexibilität auf, die Sie benötigen, um die Massage nicht mehr als anstrengend zu empfinden. Auch direkt vor der Behandlung sollten Sie Ihre Finger etwas aufwärmen, indem Sie sie aneinander reiben, sie schütteln und dehnen.

5. Konzentration

Bei der Akupunktur ist Konzentration gefragt. Stellen Sie sich gedanklich auf Ihr Vorhaben ein und beginnen Sie erst, wenn Sie sich geistig in der Lage dazu fühlen. Schenken Sie dem Gegenüber oder sich selbst ungeteilte Aufmerksamkeit, hören Sie in sich hinein und spüren Sie, was Ihnen guttut und was vielleicht schon zu intensiv ist.

6. Körperposition(en)

Nehmen Sie, wenn Sie die Selbstbehandlung durchführen, eine angenehme Körperposition ein. Wenn Sie Ihren Partner massieren sollten, fordern Sie ihn auf, das Gleiche zu tun. Schaffen Sie gegebenenfalls genügend Platz um die zu behandelnde Person herum, sodass Sie sich frei um sie bewegen können. Wählen Sie Kleidung, die nicht nur bequem zu tragen ist und so eine angenehme Position unterstützt, sondern zudem wärmend wirkt und dennoch einen guten Hautkontakt, also eine gute Behandlung ermöglicht.

7. Körperbereiche

Bevor Sie konkrete Grundtechniken der Akupressur anwenden, sollten Sie die Körperbereiche des Patienten etwas aufwärmen und vorbereiten. Sie können also noch vor dem Drücken durch leichtes Streichen oder Kneten bestimmte Muskeln und Areale lockern.

8. Zeit nehmen

Zudem sollte von vorneherein eine gewisse Zeit nach der Akupressur freigehalten werden. Auch wenn Sie nur ein paar Minuten einplanen, so reicht die Zeit doch, um noch kurz nachzuspüren und dem Körper die Chance zu geben, die Massage ohne Stress zu verarbeiten. So kann sich die volle Wirkung der Behandlung besser entfalten.

GRUNDTECHNIKEN

Die Ausübung von Druck kann innerhalb der Akupressur mit unterschiedlichen **Techniken** geschehen. Um eine Linderung von Beschwerden zu bewirken, muss nicht immer nur gleichmäßig gedrückt werden, denn Sie können auch mit kreisenden Bewegungen, Reiben, Schieben und Kneten hervorragende Ergebnisse erzielen. Die folgenden Grundtechniken sind für die Anwendung der Akupressur entweder bei sich selbst oder bei einem Partner geeignet. Welche Techniken für die jeweiligen Akupressurpunkte am besten sind, finden Sie im Guide zum Einstieg oder durch Ihre persönliche Bevorzugung heraus.

Gleichmäßiges Drücken (Körperstelle)

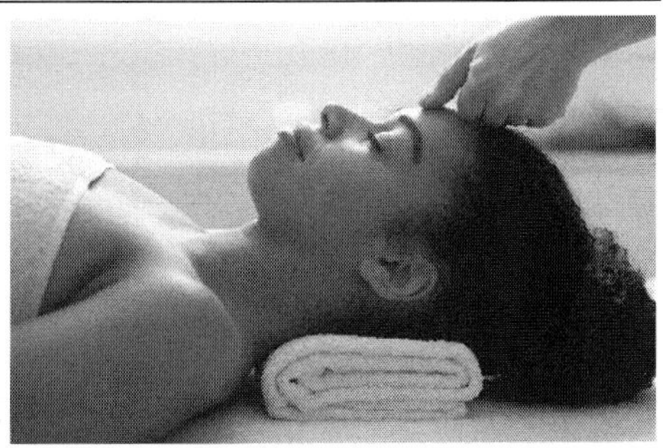

Das gleichmäßige Drücken ist die Grundtechnik der Akupressur, auf der alle anderen Methoden aufbauen. Sie ist am einfachsten durchzuführen und deshalb besonders zum Üben und Heranführen an das Massieren geeignet. Beim gleichmäßigen Drücken der Akupressurpunkte verwenden Sie entweder die Daumen- und Fingerkuppen von einem oder mehreren Ihrer Finger. Es ist zweitrangig, für welche Finger Sie sich entscheiden, denn Sie sollten sich danach richten, mit welchem Sie am besten die zu behandelnde Stelle erreichen und auf diese am effektivsten drücken können. Die Technik wird zudem immer mit sanft gebeugten Fingern durchgeführt, wobei diese senkrecht zur Haut zeigen. Damit können Sie einerseits den Druck am besten dosieren, andererseits sichern Sie Ihre eigenen Fingergelenke vor einer unangenehmen Überstreckung ab, die beim Ausüben von Druck und einer ungünstigen Fingerposition entstehen kann.

1. **Position**: Um das gleichmäßige Drücken durchzuführen, wählen Sie eine Fingerkuppe und legen Sie sie auf den gewünschten Punkt. Achten Sie darauf, dass der Fingernagel nicht stört und die restlichen Teile der Hand den Finger abstützen, sodass Sie in der Lage sind, intensiv Kraft auszuüben und dies über eine längere Zeit durchzuhalten. Manchmal erwischt man nicht gleich die perfekte Stelle, weshalb Sie die Position Ihrer Finger eventuell während der Massage anpassen können. Das dabei entstehende Gefühl ist Ihr Wegweiser.

2. **Druckbeginn**: Beginnen Sie damit, Druck auszuüben. Dies sollte zunächst sanft und vorsichtig geschehen, gegebenenfalls können Sie ihn nach und nach erhöhen.

3. **Druckstärke**: Um die optimale Druckstärke zu ermitteln, orientieren Sie sich an dem De-Qi-Gefühl, dem Wohlfühlschmerz. Schmerzt es, ist es unangenehm und verkrampfen Sie sich, ist der Druck zu stark. Bemerken Sie hingegen kaum eine Veränderung, ist der Druck nicht stark genug. Spielen Sie ein wenig innerhalb dieser Skala und mit etwas Gefühl werden Sie schnell die richtige Druckstärke gefunden haben.

4. **Halten**: Gehalten wird diese Position nun für einen oder mehrere Ein- und Ausatemzyklen. Einige Anwendungstechniken der Akupressur verlangen das einmalige Drücken, das jedoch etwa zwei bis drei Minuten angehalten wird. Andere Techniken beinhalten die ein- bis zweiminütige Ausübung des Druckes, was zwischen fünf- und zehnmal wiederholt wird. Allgemein richtet sich die Dauer nach der Anzahl der Punkte, die abgearbeitet werden sollen. Je mehr es sind, desto kürzer wird die Zeit, die jeweils den einzelnen Stellen gewidmet wird.

Kreisendes Drücken (Körperstelle)

Auch bei der Ausführung von kreisenden Bewegungen drücken Sie bestimmte Stellen des Körpers. Diese Technik ist tatsächlich die am meisten angewendete, denn die Kombination von Kraftausübung und Bewegung hat sich als sehr effektiv erwiesen. Die Praxis zeigt, dass diese Technik beruhigend wirkt, ausgleicht und die Muskulatur entspannt. Hier wird häufig entweder die Finger- oder Daumenkuppe, die Handfläche oder die Handwurzel verwendet.

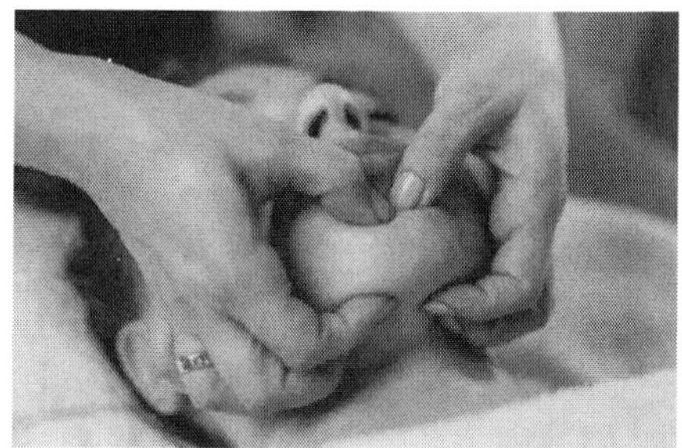

1. **Intensität**: Wenn Sie bereit sind, üben Sie zunächst den gleichmäßigen Druck auf die gewünschte Stelle aus. Fahren Sie damit fort, bis Sie die optimale Intensität herausgefunden haben.

2. **Bewegung**: Nun beginnen Sie mit kreisenden Bewegungen, die gleichmäßig in einem kleinen Radius erfolgen. Achten Sie darauf, dass Sie dabei den Kontakt mit der Haut an der Stelle **nicht verlieren** und mit Ihrer Hand nicht über die Haut gleiten, wie es zum Beispiel bei der nächsten Technik, dem Reiben, der Fall ist. Außerdem sollten Sie die Bewegung nicht mit dem Reiben verwechseln.

3. **Kontakt**: Unterbrechen Sie den Kontakt zwischen Ihrer Hand und der Stelle nicht, denn sonst erreichen Sie nicht die tieferen Schichten. Mit dem dauerhaften Kontakt beeinflussen Sie mit Ihrer Massage gleichzeitig die Unterhaut und die Muskulatur.

4. **Stimulierung**: Berücksichtigen Sie, dass der Druck ruhig und in einem gleichmäßigen Rhythmus durchgeführt werden sollte, damit das Gewebe und die verbundenen Organe bestmöglich stimuliert werden. Vermeiden Sie gefühlloses und schnelles Kreisen.

Hautreiben und Schieben (Körperareal – Haut)

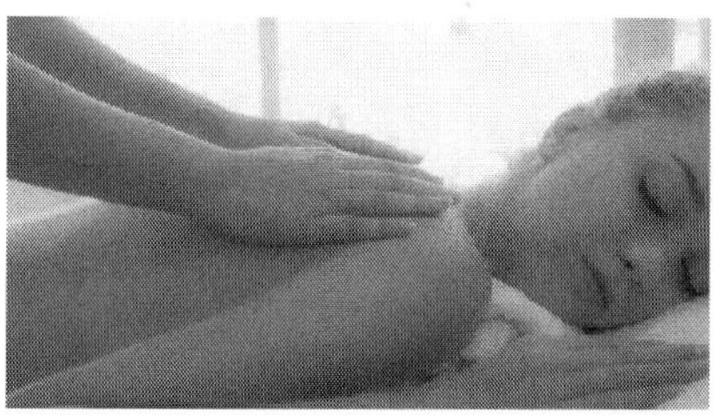

Das Reiben und Schieben der Haut ergänzen die anderen Techniken der Akupressur. Anders als beim gleichmäßigen und dem kreisenden Drücken werden hier keine konkreten Stellen bearbeitet, sondern die Massage erfolgt über größere Hautbereiche und ganze Muskeleinheiten. Die Behandlung kann wieder mit den Handflächen, den Fingerspitzen oder dem Daumenballen durchgeführt werden. Unterscheiden können Sie zwischen entspannenden, beruhigenden und anregenden Massagen, indem Sie einerseits sanftes und leichtes Reiben ausführen oder kräftiger reiben, um die Durchblutung anzuregen und die Erwärmung der Stelle anzustreben.

1. **Position**: Für die Durchführung der Grundtechnik legen Sie die Handflächen oder Fingerkuppen auf die gewünschte Fläche auf.

2. **Richtung**: Nun reiben Sie in großen Bewegungen, diese sollten allerdings mit dem Meridian verlaufen. Das Einhalten der Richtung ist deshalb wichtig, weil Sie so den Fluss des Qi unterstützen, statt diesem entgegenzuwirken.

3. **Durchführung**: Wenn Sie das Schieben etwa eine bis zwei Minuten lang durchführen, ist es normal, dass sich die Haut an den berührten Stellen rötet und warm wird. Das ist ein Anzeichen dafür, dass der Körper auf die Berührungen und Bewegungen reagiert und die Durchblutung angeregt ist.

Kneten (Körperareal – Muskeln)

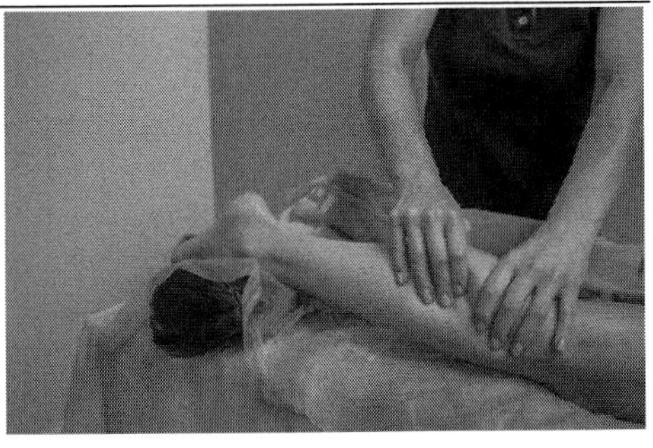

Auch das Kneten ist ähnlich wie das Reiben und Schieben eine Massagetechnik, die keinen speziellen Akupressurpunkt anspricht, denn sie nimmt ein größeres Körperareal ein. Somit werden gleich mehrere Punkte gleichzeitig behandelt. Das Reiben und Schieben beschränken sich noch auf die Haut, während durch das Kneten ganze Muskeln aufgegriffen werden. Das Massieren und rhythmische Dehnen dieser regt die Durchblutung in den tieferen Schichten an, außerdem löst es Verspannungen. Die Akupressurtechnik nutzt beide Hände flächig aufgelegt, um ganze Muskeleinheiten zu erfassen. Die Handwurzel einer Hand und die Finger der anderen Hand werden so angesetzt, dass sie den Muskel dehnen. Dies geschieht quer zu der Richtung seines Verlaufes.

1. **Muskel**: Wenn Sie so weit sind, legen Sie Ihre Hände flach auf die Körperstelle mit dem Muskel auf, den Sie bearbeiten möchten. Sie befinden sich dabei quer zu dem Muskelstrang. Sie können ihn also gut greifen.

2. **Kneten (1)**: Nehmen Sie die Finger der einen Hand und ziehen Sie damit den Muskel gegen den Daumen der anderen Hand.

3. **Kneten (2)**: Nun erfolgt die gleiche Bewegung, nur andersherum. Dabei verbleiben die Hände nach wie vor an der gleichen Stelle, nur die Finger bewegen sich. Ziehen Sie also mit den Fingern der zweiten Hand, die zuvor noch den Druck am Daumen spürte, den Muskel gegen den Daumen der ersten Hand.

4. **Durchführung**: Diese Technik führen Sie mehrfach hintereinander aus, wobei Sie die Bewegung immer wieder wie beschrieben umgekehrt ausführen. Erst massiert die linke Hand, dann die rechte, dann wieder links und immer so weiter.

5. **Rhythmus**: Wenn Sie das Kneten des Muskelstrangs wechselseitig so durchführen, dass Sie einem Rhythmus folgen, lassen Sie eine harmonische und wellenartige Bewegung des Gewebes entstehen. Dazu muss das Gewebe entspannt sein, wodurch Sie noch weiter in tiefere Schichten und in die mit den Punkten verbundenen Bereiche dringen können. Die Wellen weiten sich so im ganzen Körper aus.

Weitere Techniken – Klatschen und Klopfen

Die Liste der Akupressurtechniken kann durch weitere Methoden ergänzt werden, auf die gegebenenfalls ebenso zurückgegriffen werden kann.

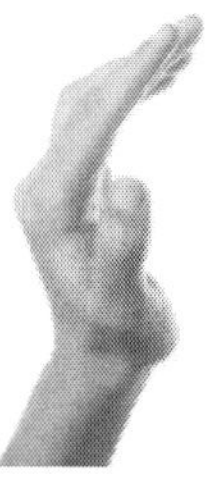
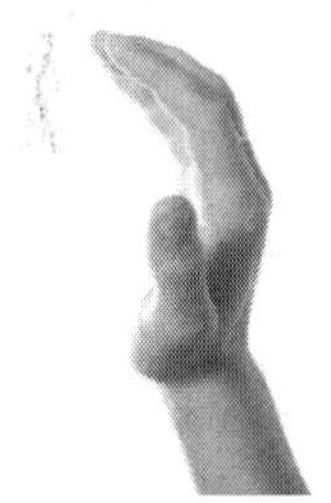

Beim **Klatschen** zum Beispiel schlagen Sie möglichst gefühlvoll und in einem Rhythmus auf einen Bereich des Körpers. Ihre Hand ist hohl geformt und Ihre Finger berühren sich und sind geschlossen. Vermeiden Sie eine gestreckte Handfläche, die zu schmerzhaften Schlägen führen würde. Zum Klatschen eignet sich besonders der Rücken, die Region um das Kreuzbein, die Schultern oder die Oberschenkel und es wird etwa zwanzig bis vierzig Mal innerhalb einer Minute durchgeführt.

Mithilfe dieser Technik werden unter anderem Sehnen und Muskeln gelockert, zudem wird das Qi und das Blut, die sich in den oberflächlichen Bahnen unter der Haut befinden, von Blockaden befreit. Muskelkrämpfe, Schmerzen durch Rheuma, Taubheitsgefühl und Gefühlsstörungen werden durch das Klatschen effektiv gelindert.

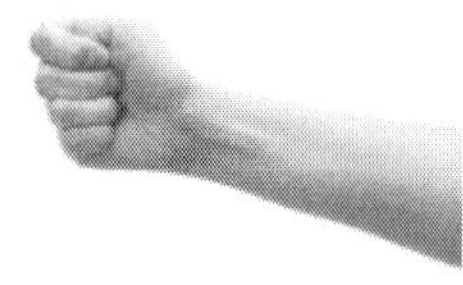

Beim **Klopfen** verwenden Sie die locker zu einer Faust geballte Hand. Aber auch mit der Handkante, den einzelnen Finger oder dem Handballen kann rhythmisch und locker aus dem Handgelenk geklopft werden, wobei zum Beispiel der untere Rücken, die Oberschenkel, aber auch der Schädel behandelt werden können. Mit den Spitzen von drei Fingern können Sie großflächig auf der Brust oder den Kopf klopfen, wodurch Sie konkrete Akupressurpunkte und Meridiane ansprechen.

Diese Technik löst die im Zusammenhang mit den Triggerpunkten auftretende Hartspannstränge, außerdem weitere Verkrampfungen und Anspannungen. Auch bei Kopfschmerzen, Schlafstörungen, Lähmungen und chronischen Rückenschmerzen zeigt die Technik immer wieder Erfolge. Des Weiteren greifen geschulte Therapeuten auch auf Techniken wie das **Vibrieren**, das **Zittern**, das **Rollen**, das **Kneifen**, das **Stoßen** und das **Schwingen** zurück. Diese sind allerdings nicht notwendig für eine erfolgreiche Anwendung und können so bei der Selbstbehandlung getrost ausgeschlossen werden.

GRUNDREGELN DER SELBST- UND PARTNERBEHANDLUNG

Die Akupressur ist bei der korrekten Anwendung frei von Nebenwirkungen. Um das zu gewährleisten, sollten Sie jedoch einige Grundregeln beherzigen und diese während der Behandlung im Hinterkopf behalten.

All diese vorgestellten Techniken der Massage, ob es das gleichmäßige Drücken, das Kreisen, das Reiben, das Schieben, Kneten, Klatschen oder Klopfen ist, erfordern unbedingt das **Feingefühl** der Person, die das Massieren übernimmt. Die Akupressur ist und bleibt eine sanfte Methode zur Linderung von Beschwerden und sollte nicht durch übermäßigen Ehrgeiz und Kraftaufwendung missbraucht werden. Wenn Sie die Methoden ausführen, dann rufen Sie sich in Erinnerung, dass Ihnen vertraut wird, und gehen Sie deshalb besonders achtsam und behutsam mit dem zu behandelnden Körper um – auch, wenn es Ihr eigener ist.

Wie intensiv Sie drücken, sollte sich unbedingt nach Ihrem **Empfinden** oder dem des Partners richten. Achten und respektieren Sie die Wünsche anderer und die Ihres eigenen Körpers. Wenn es zu einem Unwohlsein kommt, reduzieren Sie sofort die Drückstärke.

Um sicherzugehen, dass Sie beim Drücken keine schmerzhaften Reaktionen auslösen, sollten Sie zunächst mit sehr sanften Berührungen beginnen. Erst, wenn Sie sich mit der Körperregion und dem Empfinden des Partners vertraut gemacht haben, können Sie langsam damit beginnen, die Stärke des Drückens zu erhöhen. Besonders bei **betagten Menschen** und bei jenen, die **erkrankt** sind, ist es ratsam, ausschließlich sanften Druck auszuüben.

Die besondere Vorsicht gilt bei **Babys** und **kleinen Kindern**, denn die Behandlung sollte ganz zart und sanft geschehen. Überschreiten Sie die Dauer der Massage eines Punktes nicht, denn diese beträgt bei kleinen Kindern maximal eine halbe Minute. Auch sie sollten die Möglichkeit haben, ein Unwohlsein mitzuteilen. Beobachten Sie die Reaktionen des Kindes genau, um schnell abbrechen zu können, sollte es nötig sein.

Körperbereiche, die **verletzt** oder anderweitig **erkrankt** sind, sind nicht zu behandeln. Bei Pilzinfektionen, Eiterungen, offenen Wunden, Knochenbrüchen oder Entzündungen ist die Akupressur selbstverständlich tabu. Nehmen Sie sich diese Regionen für ein anderes Mal vor, wenn sie vollständig geheilt sind, oder lassen Sie sie ganz aus der Behandlung durch die Akupressur heraus. Auch wenn Sie oder die Partnerin **schwanger** sind, ist die Durchführung der Selbstbehandlung nicht zu empfehlen – überlassen Sie dies lieber einem geschulten Therapeuten, solange Sie noch ein anderes Leben in sich tragen.

Wenn Sie eine Selbstbehandlung durchführen möchten, sollten Sie darauf achten, dass Sie die Akupressur nicht direkt **nach einer Mahlzeit** durchführen, ebenso wenig wie nach dem **Alkoholkonsum** oder wenn Sie sehr **müde** sind.

Für den Heilerfolg ist es ebenso wichtig, dass Sie die Massage nicht unter **Zeitdruck** durchführen, denn ansonsten können Sie sich nicht ganz loslassen und entspannen. Wählen Sie zudem eine Tageszeit, die Ihnen eine langanhaltende **Konzentration** ermöglicht. Schaffen Sie eine entspannte Atmosphäre in einem **Raum**, in dem Sie sich sicher und geborgen fühlen, sodass Sie während der Massage loslassen können. Sie sollten gut gelüftet haben, es sollte dennoch angenehm warm sein.

Die Akupressurpunkte müssen immer **symmetrisch** auf den beiden Körperseiten bearbeitet werden. Die Stellen auf der Symmetrieachse des Körpers, also die Punkte auf dem Du Mai und Ren Mai, sind hierbei selbstverständlich die Ausnahme. Jeder einzelne Bereich wird, abhängig von der zu behandelnden Person und ihrem Empfinden, einen Atemzug bis hin zu mehreren Minuten lang behandelt. Jede Art von Unwohlsein beendet sofort die Durchführung.

Checkliste ‚Grundregeln':

☐ Gehen Sie achtsam und mit Feingefühl vor

☐ Richten Sie sich nach dem Empfinden der behandelten Person

☐ Vorsicht vor allem bei der Druckausübung bei Betagten, Erkrankten, Kleinkindern und Babys

☐ Tabu bei verletzten und erkrankten Bereichen sowie Schwangeren

☐ Konzentrierte Durchführung und Behandlung **nicht** nach Nahrungsaufnahme, Alkoholkonsum, bei Müdigkeit oder unter Zeitdruck

☐ Raum: gelüftet, angenehm warm

☐ Symmetrische Bearbeitung der Akupressurpunkte

☐ Sofortige Beendung bei Unwohlsein

EXKURS: DIE MOXIBUSTION

Wenn von der Moxibustion, der Moxa-Therapie oder dem Moxen gesprochen wird, geht es um eine Heiltechnik der Traditionellen Chinesischen Medizin, die eng mit der Akupunktur zusammenarbeitet.

Der Begriff Moxibustion kann in zwei Wortstämme geteilt werden: „**mogsa**" kommt aus dem Japanischen und bezeichnet die Blätter des Beifußkrauts, die getrocknet und zu einer feinen pulverartigen Konsistenz gerieben wurden. „**Combustio**" ist hingegen ein Wort aus dem Lateinischen und kann mit „Verbrennen" übersetzt werden.
Bei der Moxibustion werden also die Akupunkturpunkte mittels erhitztem Beifußkraut erwärmt. Warum wird gerade auf das Beifußkraut zurückgegriffen? Diese Heilpflanze ist nicht nur in der klassischen Gesundheitslehre aus China bekannt, sondern auch in der traditionellen europäischen Medizin.

Durch das Erhitzen der Pflanzenfasern sollen aus energetischer Sicht die im Körper vorherrschende Leere, Kälte und Schwäche gemindert werden. Dabei geht das Heilverfahren davon aus, dass gewisse Erkrankungen genau aus diesem Grund entstanden sind – eben wegen der Abwesenheit von innerer und äußerer Wärme. Der Beifuß wirkt an dieser Stelle, denn er besitzt wärmende und trocknende Eigenschaften und wird gerne bei Beschwerden wie Müdigkeit, Schwächezustände, Erschöpfung, Konzentrationsstörungen oder Erkältungen verwendet.

Wie die Akupressur und Akupunktur wird auch die Moxibustion zur Behandlung von Schmerzen eingesetzt, wie zum Beispiel bei Kopfschmerzen, Migräne, Verspannungen im Schulter- und Nackenbereich, bei Bandscheibenvorfällen oder dem Hexenschuss. Auch chronische Bronchitis, chronisches Asthma und Depressionen sind Anwendungsgebiete der chinesischen Heiltechnik.

Die Moxibustion ist dafür bekannt, die nassen und kalten Zonen des erkrankten Körpers auszugleichen. Außerdem ist sie in der Lage, die Durchblutung und den allgemeinen Blutfluss anzuregen, zudem fördert sie laut der Traditionellen Chinesischen Medizin den Fluss des Qi.

Somit wird indirekt auf die entsprechenden Organe und deren Funktionen eingewirkt. Sie können gestärkt, aktiviert und harmonisiert werden. Die Moxibustion stärkt das Immunsystem und wirkt Zuständen des Ungleichgewichts, mitunter im Nervensystem, entgegen.

Die Formen der Moxibustion

Bei der Moxibustion werden häufig zwei Arten angewendet, das sind einmal die **direkte** Moxibustion, bei der der sogenannte *Moxakegel* verwendet wird, und zum anderen ist das die **indirekte** Moxibustion, welche mittels der *Moxazigarre* durchgeführt wird. Eine weitere Form ist das *Nadelmoxa*.

Die erste Form, die **direkte Moxibustion**, wird ausgeführt, indem die Moxakegel unmittelbar auf die zu behandelnden Akupunkturpunkte auf der Haut gesetzt und dann angezündet werden. Der Moxakegel setzt sich aus dem getrockneten Beifuß zusammen, der mit den Händen zu einem kleinen Kegel geformt wurde. Durch diese Technik können ganz gezielt die Punkte des Körpers erwärmt werden, wobei darauf geachtet werden muss, dass keine **zu starken Verbrennungen** auftreten. Die entstehenden Blasen auf der Haut sind tatsächlich gewollt, denn sie sind laut der Traditionellen Chinesischen Medizin ein Bestandteil des Heilungsprozesses. Aus diesem Grund ist die direkte Form der Heiltherapie in Deutschland eher unüblich. Die **indirekte Moxibustion** erfolgt, indem die Hitze nicht direkt auf der Haut stattfindet.

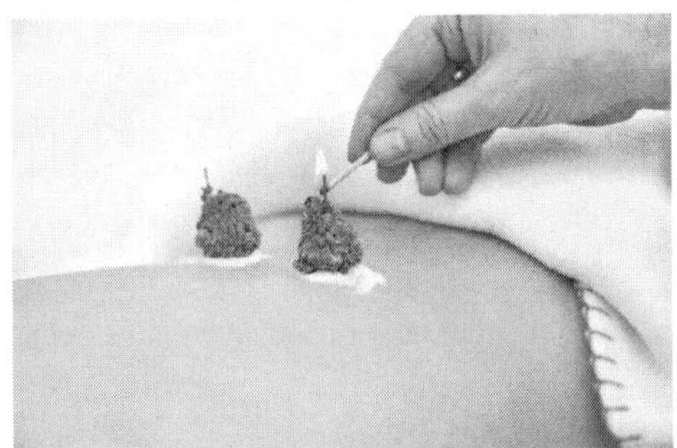

(1) Um den Verbrennungen vorzubeugen, schieben Therapeuten kleine *Zwischenstücke* unter die Moxakegel, die die

Haut von der direkten Hitze trennen. Dafür wird gerne auf dünne Scheiben von Ingwer, Salz oder Knoblauch zurückgegriffen, da zum Beispiel Ingwer zusätzlich wärmend wirkt, außerdem vermeiden die Unterlagen die Blasenbildung aufgrund von zu starker Erhitzung. Auf diese Zwischenablagen werden dann die Moxakegel gestellt und angezündet. Ihre Wirkung dringt dennoch bis in die unteren Hautschichten vor.

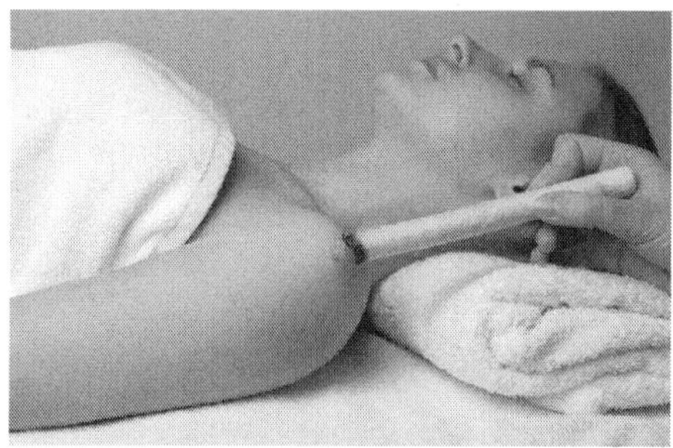

(2) Eine weitere Form der indirekten Moxibustion verlangt nach den sogenannten *Moxazigarren*, die aus dem Pulver des Beifußkrauts bestehen, das in Papier zu einem Zylinder gepresst wurde. Nun wird die eine Seite angezündet und die Optik des Werkzeuges ähnelt endgültig der einer Zigarre. Das erhitzte Kraut wird über die Haut und die jeweiligen Akupunkturpunkte gehalten, in einem Abstand von nur ein paar Zentimetern. Immer wieder wird die Hitze durch das Annähern und Wegziehen gesteigert und wieder reduziert, wobei sich der Haut bis zu einem halben Zentimeter genähert wird. Dadurch wird die Stelle stark erwärmt, die Poren öffnen sich und transportieren die heilende Wirkung in die tieferen Schichten des Körpers. Der zu behandelnde Patient soll die deutliche Hitze wahrnehmen, bis er das typische De-Qi-Gefühl verspürt. Der Hitzeschmerz fühlt sich häufig spitz und intensiv an, er ist dennoch relativ angenehm. Auch das deutliche Röten der Haut ist gewünscht. Die Kombination der Moxibustion mit der Akupunktur ist das **Nadelmoxa**. In diesem Fall werden die Akupunkturnadeln angewendet und mit kleinen, erhitzten Moxarollen versehen. Durch die Nadeln wird die Wärme in den Körper weitergeleitet.

Selbstbehandlung

Da Verbrennungen eine durchaus realistische Gefahr bei der Moxibustion darstellen, ist sie nicht in jedem Fall für die Selbstanwendung für den Anfänger zu empfehlen. Wenn Sie sich dennoch mit der Technik vertraut machen wollen, sollten Sie sich vorher noch einmal genaustens informieren und sich bewusst machen, dass hier mit Hitze auf der Haut gearbeitet wird. Verzichten Sie auf die Behandlung, wenn Sie an Bluthochdruck, Fieber oder Schlaflosigkeit leiden, und auch während der Menstruation. Beachten Sie, dass die Therapieform im Bereich des Gesichtes, der Schleimhäute und selbstverständlich bei Verletzungen tabu ist. Für die Selbstbehandlung ist die Moxibustion mit den Moxakegeln und einer Zwischenablage zu empfehlen, auch die indirekte Methode, die sich der Moxazigarre bedient, eignet sich. Von der direkten Moxibustion sollten Sie absehen, lassen Sie diese lieber von einem Heilpraktiker Ihres Vertrauens durchführen. Vor der Anwendung kann ein geschulter Therapeut, oder Sie selbst, die jeweiligen Akupunkturpunkte, auf die Sie mittels Wärme einwirken wollen, mit einem Stift auf der Haut markieren. So erleichtern Sie sich das Lokalisieren und Sie können direkt mit der Hitzeeinwirkung beginnen. Die folgende genaue Anleitung für eine Selbstbehandlung mit der *Moxazigarre* ist die sicherste der vorgestellten Formen und demnach ein gutes Beispiel für die Einführung in das Thema:

1. **Identifizieren** Sie Ihre Störstellen und **lokalisieren** Sie die Akupressurpunkte, deren Behandlung sich positiv auf die Beschwerden auswirkt.

2. **Markieren** Sie die Punkte auf Ihrer Haut mit einem Stift. Diese ersten beiden Schritte können Sie auch von dem Therapeuten Ihres Vertrauens durchführen lassen. Die nächsten Punkte können dann von Ihnen im Rahmen der Selbstbehandlung ausgeführt werden.

3. Nehmen Sie eine **angenehme Körperposition** ein, die es Ihnen erlaubt, die Moxibustion möglichst mühelos und locker auszuführen und dennoch die Muskeln zu entspannen.

4. Nehmen Sie nun die **Moxazigarre** zur Hand und zünden Sie sie an. Sie sollte zu glühen anfangen, aber nicht brennen. Wenn Sie eine Flamme sehen, schütteln Sie die Zigarre, bis sie ausgeht. Für die Anwendung benötigen Sie dieses Werkzeug in einem glühenden Zustand, sodass es Hitze abstrahlt. Dabei werden Sie eine leichte Rauchentwicklung bemerken, die normal ist. Lüften Sie aus diesem Grund den Raum gut.

5. **Nähern** Sie sich nun langsam der zu behandelnden Stelle mit der Moxazigarre.

6. Spüren Sie in sich hinein und finden Sie einen **optimalen Abstand**, der eine intensive, aber noch angenehme Wärmeübertragung zu Ihrer Haut ermöglicht. Achten Sie darauf, dass die Spitze des heißen Werkzeuges die Haut niemals direkt berührt.

7. **Halten** Sie nun diese Position für eine bis zwei Minuten bei. Lassen Sie die Wärme in die tieferen Schichten Ihrer Haut und des Gewebes eindringen, sodass Sie sich in Ihrem Körper verteilen kann.

8. Wenn Sie eine großflächigere Körperstelle oder eine ganze Körperregion moxen möchten, führen Sie die Moxazigarre in einem langsamen und gleichmäßigen Tempo über das ausgewählte **Körperareal**. Behalten Sie einen gleichmäßigen Abstand zur Haut bei und führen Sie auch diese Bewegung so lange durch, bis die Wärme in die Tiefen des Gewebes vordringen konnte.

9. **Achtung:** Wenn Sie die Behandlung beenden möchten, legen Sie die Zigarre an einen **sicheren Ort**, beispielsweise in einen Aschenbecher oder ein Gefäß, wo diese keinen Schaden anrichten kann!

10. Legen Sie sich dann erst zur Entspannung auf den Rücken. Spüren Sie ein paar Minuten nach und nehmen Sie wahr, wie sich die Wärme in Ihrem Körper anfühlt.

Wenn Sie die Moxibustion bei einem Partner durchführen, achten Sie besonders darauf, dass Sie die Zigarre nicht zu nah an die Haut führen. Halten Sie deshalb Rücksprache mit ihm und bitten Sie ihn, Bescheid zu geben, wenn er sich **unwohl** fühlt.

Vermeiden Sie Verbrennungen, indem Sie Ihre eigenen Finger in dem gleichen Abstand zur heißen Spitze halten wie zur Haut Ihres Gegenübers, den Sie behandeln. So können Sie an den eigenen Fingern spüren, ob es zu heiß wird, und gegebenenfalls sofort reagieren.

Spezielle Gebiete der Heilung

ERKRANKUNGEN DES BEWEGUNGSAPPARATS

Muskelverspannungen

Muskelverspannungen können im ganzen Körper auftreten. Die häufigsten Ursachen dafür sind eine Überbelastung, eine plötzliche falsche Bewegung, jahrelange Fehlhaltungen oder auch Schonhaltungen durch Schmerzen. Die Traditionelle Chinesische Medizin betrachtet Verspannungen in der Muskulatur als einen gestörten Fluss des Qi. Diese Blockaden verursachen eine Stauung und Verkrampfung, die wir als Anspannung und Schmerzen wahrnehmen. Somit entsteht nicht nur ein lokales Problem in Form von Muskelverspannungen, sondern das Stocken in den Meridianen macht es dem Qi unmöglich, die Körperteile, Organe und Zellen mit Lebensenergie zu versorgen. Eine Auflösung der Blockaden und die Wiederherstellung der energetischen Balance sind somit unerlässlich für die ganzheitliche Gesundheit des Menschen.

Das können Sie gegen die Beschwerden tun:

Behandlungsvorschläge	Durchführung
Massage	• Entspannende Ganzkörpermassagen zur Lockerung der verkrampften und verhärteten Muskulatur • Sanfte Massagen bei besonders schwerwiegenden Fällen, um nicht für noch mehr Verspannungen zu sorgen • Gefühlvolle Steigerung des Drucks und der Intensität der Massagetechniken, bis die Schmerzen weniger werden und die Muskulatur sowie das Gewebe schon weich, elastisch und locker sind • Gua Sha: chinesische Massage durch Reiben und Schaben über das Gewebe (niemals über Knochen) mit einem gerundeten Gegenstand

	zur Beseitigung von Schmerz und Stagnation
Bewegung	• Regelmäßige Bewegung an der frischen Luft • Viele ausgiebige Spaziergänge in der Natur, auch als Ausgleich für sitzende Tätigkeiten • Dehnung der Bänder und Sehnen, um sie geschmeidig, flexibel zu halten und weniger anfällig für Verletzungen zu machen • Ausgleichende Sportarten, die sowohl Ausdauer als auch Kraft und Flexibilität trainieren • Vermeidung von einseitigen Bewegungsmustern, die sich ständig wiederholen
Entspannung	• Wichtig: nach dem Trainieren und Anspannen der Muskulatur muss eine Entspannung erfolgen • Warme Bäder mit Kräuterzusätzen zur Entspannung der Muskeln und des Gewebes
Kräuter	• Ätherische Öle mit Kampfer, Levomenthol, Cajeputpflanze und Pfefferminze als Heilbalsam für die äußere Anwendung auf den betroffenen Bereichen • Entspannende, beruhigende und schmerzlindernde Kräuter dreimal am Tag fünf Minuten lang einmassieren

Die nun aufgezählten Akupressurpunkte können zur Behandlung von Muskelverspannungen durch

- das gleichmäßige Drücken und anschließend
- das kreisende Drücken für je eine Minute in beide Richtungen

bearbeitet werden. Die genaue Lage können Sie mithilfe des Guides bestimmen.

Akupressurpunkt	**Hinweise und Platz für eigene Notizen (z. B. hilft mir besonders – hilft mir eher weniger)**
Triggerpunkte	• Auftretende Triggerpunkte lokalisieren exakt Muskelverspannungen und können deshalb wie Akupressurpunkte mit Vorsicht und gefühlvoll massiert werden

Rückenschmerzen

Rückenschmerzen sind vielfältig und können im oberen, mittleren und unteren Rücken auftreten. Dabei zählen der Hexenschuss und Bandscheibenvorfälle nur zu den häufig auftretenden Erkrankungen neben den allgemein bekannten unspezifischen Rückenschmerzen. Die Ursache für die Beschwerden sind häufig Muskelverspannungen, die aufgrund von Stress, falscher und mangelhafter Bewegung, schwach ausgeprägter Muskulatur oder Fehlhaltungen entstehen. Zudem können sie infolge von Übergewicht oder psychischen Problemen eine Verkrampfung und Verspannung im Körper anzeigen.

Die Traditionelle Chinesische Medizin bezeichnet Rückenbeschwerden als eine Folge von Regulationsstörungen im Organismus. Die wichtigen Substanzen Qi und das Blut können nicht mehr frei fließen und stagnieren, was für den Betroffenen schmerzhaft ist. Bezüglich der Ursachen für deren Entstehung unterteilt die chinesische Gesundheitslehre in innere sowie äußere Faktoren.

Externe Faktoren

Das Klima, also Wind, Hitze, Feuchtigkeit oder Kälte, gehört zu den äußeren Ursachen. Wenn der Körper sich nicht genügend selbst vor diesen klimatischen Einflüssen durch ein intaktes Immunsystem schützen kann, gerät die Harmonie von Qi, Blut und Meridianen aus den Fugen.

Interne Faktoren

Andere Faktoren, die für Rückenschmerzen verantwortlich sein können, sind die inneren. Hierzu gehört vor allem die Schwäche der Nieren, denn diese äußert sich sogleich in Beschwerden des Rückens und der unteren Extremitäten. Mit der Niere ist auch die Blase verbunden, deren Meridian am Rücken entlang verläuft. Wenn die inneren Organe geschwächt sind, können sogleich äußere Einflüsse viel größeren Schaden verursachen und Rückenschmerzen hervorrufen.

Das können Sie gegen die Beschwerden tun:

Behandlungsvorschläge	Durchführung
Massage	• Entspannende Rückenmassagen zur Lockerung der verkrampften und verhärteten Muskulatur • Sanfte Massagen bei besonders schwerwiegenden Fällen, um nicht für noch mehr Verspannungen zu sorgen • Gefühlvolle Steigerung des Drucks und der Intensität der Massagetechniken, bis die Schmerzen weniger werden und die Muskulatur sowie das Gewebe schon weich, elastisch und locker sind • Gua Sha: chinesische Massage durch Reiben und Schaben über das Gewebe (niemals über Knochen) mit einem gerundeten Gegenstand zur Beseitigung von Schmerz und Stagnation • Fußreflexzonenmassage: Massage der entsprechenden Reflexzone auf der Fußsohle (entlang der Innenseite)

Bewegung	• Regelmäßige Bewegung an der frischen Luft • Viele ausgiebige Spaziergänge in der Natur, auch als Ausgleich für sitzende Tätigkeiten • Dehnung der Bänder und Sehnen, um sie geschmeidig, flexibel zu halten und weniger anfällig für Verletzungen zu machen • Ausgleichende Sportarten, die sowohl Ausdauer als auch Kraft und Flexibilität trainieren • Vermeidung von einseitigen Bewegungsmustern, die sich ständig wiederholen
Entspannung	• Wichtig: nach dem Trainieren und Anspannen der Muskulatur muss eine Entspannung erfolgen • Warme Bäder mit Kräuterzusätzen zur Entspannung der Muskeln und des Gewebes • Besonders bei Beschwerden des Ischias auf warme Füße achten
Kräuter	• Ätherische Öle mit Kampfer, Levomenthol, Cajeputpflanze und Pfefferminze als Heilbalsam für die äußere Anwendung auf den betroffenen Bereichen • Entspannende, beruhigende und schmerzlindernde Kräuter dreimal am Tag fünf Minuten lang einmassieren

Die nun aufgezählten Akupressurpunkte können zur Behandlung von Rückenschmerzen durch

- das gleichmäßige Drücken und anschließend
- das kreisende Drücken für je eine Minute in beide Richtungen

bearbeitet werden. Die genaue Lage können Sie mithilfe des Guides bestimmen.

Akupressurpunkt	**Hinweise und Platz für eigene Notizen (z. B. hilft mir besonders – hilft mir eher weniger)**
Triggerpunkte	• Vor der Behandlung der Punkte den Rücken mit einem feuchten und heißen Umschlag vorbereiten • Auftretende Triggerpunkte lokalisieren exakt Muskelverspannungen und können deshalb wie Akupressurpunkte mit Vorsicht und gefühlvoll massiert werden
Blase 20	
Blase 23	• Besonders zur Moxibustion bei Kreuzschmerzen geeignet
Blase 25	• Besonders zur Moxibustion bei Kreuzschmerzen geeignet
Blase 40	
Blase 47	• Besonders zur Moxibustion bei Kreuzschmerzen geeignet
Blase 60	• Besonders zur Behandlung von chronischen Rückenschmerzen geeignet
Gallenblase 30	• Besonders zur Behandlung von chronischen Rückenschmerzen geeignet

Gallenblase 34	• Besonders zur Behandlung von chronischen Rückenschmerzen geeignet • Achtung: nicht während der Schwangerschaft drücken!
Leber 3	
Magen 36	• Achtung: nicht während der Schwangerschaft drücken!
Du Mai 4	• Besonders zur Moxibustion bei Kreuzschmerzen geeignet
Du Mai 14	• Besonders zur Moxibustion bei Kreuzschmerzen geeignet

Schulter- und Nackenschmerzen

Schmerzen im Schulter- und Nackenbereich entstehen häufig durch die stundenlange Arbeit am Computer. Auch nach dem Aufwachen am Morgen verspüren viele Menschen einen steifen Nacken. Zudem können eine Temperaturempfindlichkeit, plötzliche ungewohnte Bewegungen, dauerhafter Stress und Anspannung zu einer Verspannung der Muskeln in diesem Bereich führen. Durch ständige Schmerzen können wir unnatürliche Fehlhaltungen einnehmen, die unsere Gelenke, Muskeln und Sehnen nur noch mehr schädigen. So kann es passieren, dass sich aus diesen lokalen Schmerzen Beschwerden wie Migräne oder Kribbeln in den Händen entwickeln. Gemäß der Traditionellen Chinesischen Medizin verraten die genaue Körperstelle und das Ausmaß der Schmerzen, welcher Meridian von einer Störung betroffen ist. Fällt es Ihnen schwer, den Kopf zu den Schultern zu beugen, scheinen der Gallenblasen- und Dickdarm-Meridian geschwächt zu sein. Wenn Sie keine Drehbewegung zu den Seiten durchführen können, ist sehr wahrscheinlich der Gallenblasen-Meridian gestört. Eine Einschränkung der Vorwärtsneigung des Kopfes lässt eine Blockade im Blasen-, Gallenblasen-, Magen-Meridian und Du Mai vermuten. Können Sie hingegen den Kopf nicht nach hinten neigen, ist neben dem Blasen-, Gallenblasen- und Magen-Meridian auch der Ren Mai betroffen.

Bei Schulterschmerzen und Beschwerden im Schultergelenk ist der Dickdarm-Meridian geschwächt, sollten Sie Probleme bei der Vorwärts- und Aufwärtsbewegung der Arme haben. Gelingt das seitliche Heben der Arme nur unter Schmerzen, ist der Drei-Erwärmer-Meridian gestört. Der Dünndarm- und Lungen-Meridian weisen eine Problemzone auf, wenn Sie Ihre Arme nicht nach hinten zum Rücken führen können.

Das können Sie gegen die Beschwerden tun:

Behandlungsvorschläge	Durchführung
Massage	• Entspannende Nacken- und Schultermassagen zur Lockerung der verkrampften und verhärteten Muskulatur • Sanfte Massagen bei besonders schwerwiegenden Fällen, um nicht für noch mehr Verspannungen zu sorgen • Gefühlvolle Steigerung des Drucks und der Intensität der Massagetechniken, bis die Schmerzen weniger werden und die Muskulatur sowie das Gewebe schon weich, elastisch und locker sind • Gua Sha: chinesische Massage durch Reiben und Schaben über das Gewebe (niemals über Knochen) mit einem gerundeten Gegenstand

	zur Beseitigung von Schmerz und Stagnation • Schröpfen: chinesische Massagetechnik zur Ausleitung bei äußeren Ursachen wie Kälte, Nässe oder Wind • Erwärmung der Meridiane durch Moxibustion
Bewegung	• Regelmäßige Bewegung an der frischen Luft • Viele ausgiebige Spaziergänge in der Natur, auch als Ausgleich für sitzende Tätigkeiten • Dehnung der Nackenmuskeln, um sie flexibel und geschmeidig zu halten • Vermeiden von einseitigen Bewegungsmustern, die sich ständig wiederholen
Entspannung	• Wichtig: nach dem Trainieren und Anspannen der Muskulatur muss eine Entspannung erfolgen • Warme Bäder mit Kräuterzusätzen zur Entspannung der Muskeln und des Gewebes
Kräuter	• Ätherische Öle mit Kampfer, Levomenthol, Cajeputpflanze und Pfefferminze als Heilbalsam für die äußere Anwendung auf den betroffenen Bereichen • Entspannende, beruhigende und schmerzlindernde Kräuter dreimal am Tag fünf Minuten lang einmassieren

Die nun aufgezählten Akupressurpunkte können zur Behandlung von Schulter- und Nackenschmerzen durch

- das gleichmäßige Drücken und anschließend
- das kreisende Drücken für je eine Minute in beide Richtungen

bearbeitet werden. Die genaue Lage können Sie mithilfe des Guides bestimmen.

Akupressurpunkt	**Hinweise und Platz für eigene Notizen (z. B. hilft mir besonders – hilft mir eher weniger)**
Triggerpunkte	• Auftretende Triggerpunkte lokalisieren exakt Muskelverspannungen und können deshalb wie Akupressurpunkte mit Vorsicht und gefühlvoll massiert werden
Lunge 7	• Besonders zur Behandlung bei Problemen bei der Vorwärtsneigung des Kopfes
Dünndarm 3	• Besonders zur Behandlung bei Problemen bei der Vorwärtsneigung des Kopfes und bei Schmerzen in den Schulterblättern und der Halswirbelsäule
Gallenblase 34	• Besonders zur Behandlung bei Problemen bei der Drehung des Kopfes • Achtung: nicht während der Schwangerschaft drücken!
Gallenblase 39	• Besonders zur Behandlung bei Problemen bei der Drehung oder dem nach hinten Neigen des Kopfes
Dickdarm 4	• Achtung: nicht während der Schwangerschaft drücken!
Drei-Erwärmer 6	
Magen 38	
Blase 60	
Blase 65	

Gelenkschmerzen

Gelenkschmerzen sind ein Sammelbegriff für Erkrankungen wie Rheuma, Gicht, Arthritis und Arthrose. Die Traditionelle Chinesische Medizin sieht schmerzhafte Erkrankungen im Bewegungsapparat als eine Stagnation und Blockade von Qi und Blut in den Meridianen, aber auch in den Gelenken, Muskeln und Sehnen. Die Schmerzen entstehen durch das Eindringen äußerer Faktoren, zu denen Hitze, Wind, Kälte und Feuchtigkeit zählen. Diese nisten sich in den Gelenken ein und verursachen Schmerzen bei einer Bewegung. Wie auch bei anderen Muskelverspannungen und Schmerzen im Körper können die schädlichen Einflüsse in den Organismus nur eindringen, wenn dieser zuvor bereits geschwächt ist und das Immunsystem keinen Alarm schlägt. Das kann aufgrund eines unnatürlichen Lebensstils oder wegen übermäßigem Stress der Fall sein. Zudem kann ein Unfall, beispielsweise eine Prellung, Verstauchung oder eine Verletzung, zu einer Stagnation des Qi führen und somit zu Schmerzen in den Gelenken. Bei plötzlich auftretenden, wandernden Schmerzen vorwiegend im Bereich des Oberkörpers und den Armen, mit wechselnder Stärke, abwechselnden Stellen und bei einer Intensivierung bei windigem Wetter liegt die Ursache im Wind. Kälte hingegen ist die Ursache für die Beschwerden, wenn Sie einen kräftigen und bohrenden Schmerz verspüren, der punktuell auf einer Stelle ist und steife Gelenke verursacht. Außerdem bemerken Sie eine Kälte in den Gelenken und die Probleme werden größer, wenn Sie sich ausruhen, nicht bewegen oder schlafen.

Ein abgeschwächter, dumpfer und punktueller Schmerz mit Schwellungen und Taubheitsgefühl lässt die Feuchtigkeit als Ursache der Gelenkschmerzen vermuten. In diesem Fall treten die Beschwerden hauptsächlich im unteren Körper auf und sie werden bei feuchtem Wetter schlimmer. Die Hitze wird als Ursache angegeben, wenn Sie einen starken, pochenden und brennenden Schmerz wahrnehmen. Die Haut ist gerötet und heiß, zudem verschlimmert sich der Schmerz bei warmem und heißem Wetter.

Das können Sie gegen die Beschwerden tun:

Behandlungsvorschläge	**Durchführung**
Ernährungsumstellung	• Regelmäßige, gekochte Mahlzeiten essen • Rosinen, Linsen, grünes Gemüse und Petersilie zur Stärkung des Blutes und Reduzierung des inneren Windes • Wärmende Mahlzeiten mit wärmenden Gewürzen, wie Kümmel, Ingwer und Zimt, zum Schutz vor Kälte • Lebensmittel wie Reis, Karotten, Brokkoli, Linsen, Champignons und Kichererbsen zur Ausleitung von Feuchtigkeit und Schleim • Rohkost, Obst und kühlende Tees aus Pfefferminze, Melisse oder Orangenblüten zur Reduzierung von Hitze
Allgemein	• Harmonisierung: Erwärmung beziehungsweise Kühlung und Bewegung beziehungsweise Ruhe je nach Ursache • Meiden von Wettereinflüssen, die die Symptome verschlimmern
Bewegung	• Sanfte, kontrollierte und beruhigende Bewegungen durch Yoga, Qi Gong oder Tai Chi zur Auflösung der Qi-Stagnation • Regelmäßige, aber bewusste Bewegung ohne zu starke Belastung

Massagen	• Mit den Fingerspitzen den Bereich um das betroffene Gelenk herum zur Aktivierung der Meridiane und des Qi abklopfen • Leichte Massagen mit ausstreichenden Bewegungen • Gua Sha: chinesische Massage durch Reiben und Schaben über das Gewebe (niemals über Knochen) mit einem gerundeten Gegenstand zur Beseitigung von Schmerz und Stagnation

Die nun aufgezählten Akupressurpunkte können zur Behandlung von Gelenkschmerzen durch

- das gleichmäßige Drücken und anschließend
- das kreisende Drücken für je eine Minute in beide Richtungen

bearbeitet werden. Die genaue Lage können Sie mithilfe des Guides bestimmen.

Akupressurpunkt	**Hinweise und Platz für eigene Notizen (z. B. hilft mir besonders – hilft mir eher weniger)**
Magen 36	• Achtung: nicht während der Schwangerschaft drücken!
Leber 3	
Niere 3	
Gallenblase 20	• Besonders zur Behandlung von Arthritis
Gallenblase 34	• Achtung: nicht während der Schwangerschaft drücken!
Blase 58	• Besonders zur Behandlung von Gicht
Milz-Pankreas 5	• Besonders zur Behandlung von Gicht
Milz-Pankreas 6	• Besonders zur Behandlung von Gicht • Achtung: nicht während der Schwangerschaft drücken!
Dickdarm 4	• Achtung: nicht während der Schwangerschaft drücken!
Dickdarm 11	• Besonders zur Behandlung von Beschwerden in der Schulter und im Ellenbogen

Hexenschuss

Der Hexenschuss ist ein schmerzhafter Zustand im unteren Bereich der Wirbelsäule, bei dem sich der Betroffene häufig stunden- oder sogar tagelang nicht richtig bewegen kann. Die Symptome können mit einer plötzlich ausgeführten Bewegung oder bei dem Anheben eines schweren Gegenstandes auftreten. Die Ursachen für einen derartigen Schmerz im unteren Rücken können bei ungünstigen Fehlstellungen der Wirbelsäule oder Haltungsschäden liegen. Auch die fehlende Muskulatur im Bauch- und Rückenbereich kann die Haltung nicht stabilisieren. Stundenlanges Sitzen, falsche Bewegungsmuster und Übergewicht tragen ebenso zu den Ursachen bei. Des Weiteren begünstigt eine Übersäuerung durch die falsche Nahrung die Verhärtung und Verspannung des Gewebes. Die Akupressur ist ein bewährtes Mittel bei der Linderung der starken Schmerzen, die durch einen Hexenschuss auftreten. Wärme wie auch die Massage der einzelnen Punkte entspannen den Meridianverlauf und somit den Rücken. Wenn das Qi angeregt wird und wieder richtig fließt, somit die Problemzone mit Sauerstoff und Energie anreichert, werden die Schmerzen gemindert.

Das können Sie gegen die Beschwerden tun:

Behandlungsvorschläge	**Durchführung**
Ernährungsumstellung	• Basische Ernährung • Viel trinken
Darmsanierung	• Ausleitung der überschüssigen Säuren durch eine Darmreinigung
Bewegung	• Stärkung der Rücken- und Bauchmuskeln • Vermeiden von langen Sitzperioden
Wärmezufuhr	• Muskelgewebe warm halten, damit es geschmeidig bleibt und nicht verkrampft • Bei Wärmeanwendungen oder warmen Duschen entspannen

Die nun aufgezählten Akupressurpunkte können zur Behandlung von Hexenschuss durch
- das gleichmäßige Drücken und anschließend
- das kreisende Drücken für je eine Minute in beide Richtungen

bearbeitet werden. Die genaue Lage können Sie mithilfe des Guides bestimmen.

Akupressurpunkt	**Hinweise und Platz für eigene Notizen (z. B. hilft mir besonders – hilft mir eher weniger)**
Magen 36	• Achtung: nicht während der Schwangerschaft drücken!
Dickdarm 10	

Nach der Akupressurbehandlung können Sie sanft mit Ihren Händen und durch ruhige und kontrollierte Bewegung die Lendengegend lockern.

ERKRANKUNGEN IM KOPFBEREICH

Kopfschmerzen und Migräne

Kopfschmerzen sind tatsächlich der häufigste Grund, warum Menschen einen Heilpraktiker um die Anwendung der Akupunktur und Akupressur bitten. Die Wahrnehmung des unangenehmen Gefühls variiert von Patient zu Patient, doch meistens beschreiben Betroffene die Schmerzen entweder am Schädel, im Gesicht, hinter den Augen oder auch im Nacken. Diese Symptome können eine Konzentrationsschwäche und die Einschränkung des Denkvermögens hervorrufen. Unterschätzen Sie nicht dieses Warnsignal des Körpers und suchen Sie einen Arzt auf. Kopfschmerzen und Migräne können einerseits durch seelische Belastungen, aber auch durch körperliche Störungen, wie Muskelverspannungen im Nacken und Rücken, sowie durch einen gestörten Stoffwechsel entstehen. Die Akupressur setzt mit der Massage am Fluss der Lebensenergie an, sodass die Behandlung die Verdauung in Gange bringt und Blockaden des Qi in den schmerzhaften Zonen der Muskelverspannungen löst.

Das können Sie gegen die Beschwerden tun:

Behandlungsvorschläge	**Durchführung**
Anpassung der Lebensweise	• Viel Bewegung in der Natur an der frischen Luft • Vermeidung von stimulierenden Substanzen, wie Kaffee, Alkohol oder Drogen • Vermeidung von übermäßigem Stress • Gesunde Ernährung
Entspannung	• Körperliche Übungen zur Entspannung • Regelmäßige Pausen im Alltag • Liegen in der Badewanne • Atemübungen

Die nun aufgezählten Akupressurpunkte können zur Behandlung von Kopfschmerzen und Migräne durch

- das gleichmäßige Drücken und anschließend
- das kreisende Drücken für je eine Minute in beide Richtungen

bearbeitet werden. Die genaue Lage können Sie mithilfe des Guides bestimmen.

Akupressurpunkt	**Hinweise und Platz für eigene Notizen (z. B. hilft mir besonders – hilft mir eher weniger)**
Milz-Pankreas 3	
Milz-Pankreas 4	• Mehrfaches Drücken für je fünf Sekunden • Der dabei empfundene Schmerz sollte nach und nach schwächer werden

Blase 10	• Beide Punkte werden mit den Daumen gleichzeitig gedrückt
Blase 63	
Magen 41	

Zahnschmerzen

Wenn Sie Zahnschmerzen verspüren, können Sie mithilfe der Akupressur eine Sofortbehandlung zur Linderung der akuten Beschwerden durchführen. Suchen Sie dennoch möglichst bald einen Zahnarzt auf. Wenn Ihre Zähne sehr anfällig gegenüber Störungen sind und Schmerzen verursachen, sollten Sie die dazugehörigen inneren Organe betrachten. Hierzu gehören unter anderem der Magen und der Darm, welche den Mundbereich repräsentieren. Die Nieren stehen laut der Traditionellen Chinesischen Medizin für die grundlegenden Elemente unserer Existenz, demnach also auch für die Knochen und Zähne. Die Milz hängt mit dem Zahnfleisch und der Zahnernährung zusammen, denn sie ist gemäß der Gesundheitslehre aus China verantwortlich für das Fleisch, das Bindegewebe und den Stoffwechsel. Zudem steht die Leber in einem engen Zusammenhang mit den Zähnen: Sie ist dafür zuständig, dass die Energien im Körper gleichmäßig verteilt werden und das Gleichgewicht zwischen oben und unten wiederhergestellt wird. Wenn die Leber geschwächt ist, können sich schneller Zahnschmerzen manifestieren. Zudem stehen die einzelnen Zähne in Verbindung mit dem gesamten Körper, denn sie sind eine Reflexzone. Ähnlich wie bei den Fußreflexzonen zeigt auch der jeweilige Zahn, der betroffen ist, welcher Bereich des Körpers eine Blockade aufweist. Mit diesem Wissen können Sie dann an der Herstellung der Balance der Energien in den beteiligten Meridianen arbeiten.

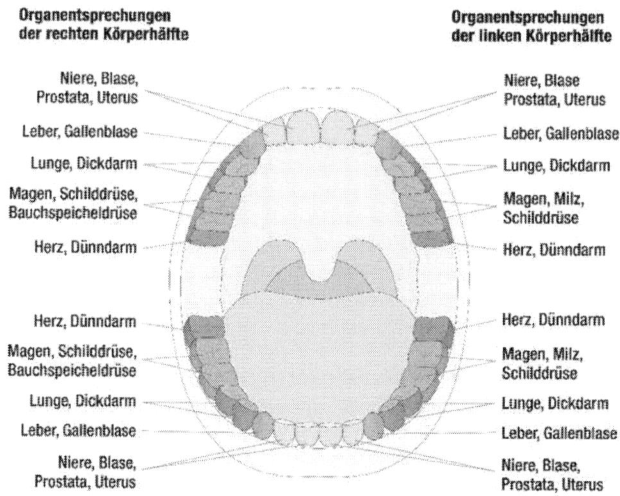

Das können Sie gegen die Beschwerden tun:

Behandlungsvorschläge	**Durchführung**
Mundhygiene	• Säubern und spülen des Mundes • Putzen der Zähne und Zahnzwischenräume
Ernährungsumstellung	• Lebensmittel, die die Zähne und das Zahnfleisch stärken
Allgemein	• Überprüfung des energetischen Zustandes von Nieren, Magen und Darm • Behandlungen von möglichen Beschwerden in diesen Bereichen
Massage	• Sanftes Massieren der Halswirbelsäule und der Schultern • Bei Zahnfleischbluten: mit feuchten Fingerkuppen dreimal am Tag über das Zahnfleisch kreisen

Die nun aufgezählten Akupressurpunkte können zur Behandlung von Zahnschmerzen durch

- das gleichmäßige Drücken und anschließend
- das kreisende Drücken für je eine Minute in beide Richtungen

bearbeitet werden. Die genaue Lage können Sie mithilfe des Guides bestimmen.

Akupressurpunkt	**Hinweise und Platz für eigene Notizen (z. B. hilft mir besonders – hilft mir eher weniger)**
Milz-Pankreas 3	• Bei akuten Schmerzen mit dem Daumen etwa zwanzig Sekunden lang kräftig drücken
Magen 5	• Besonders zur Behandlung von Schmerzen der Zähne im Unterkiefer • Auf beiden Seiten gleichzeitig mit den Zeigefingern für etwa dreißig Sekunden drücken
Magen 36	• Bei akuten Schmerzen mit dem Daumen etwa zwanzig Sekunden lang kräftig drücken • Auch geeignet für eine Behandlung mit Moxibustion • Achtung: nicht während der Schwangerschaft drücken!
Dickdarm 4	• Besonders zur Behandlung von Schmerzen der Zähne im Unterkiefer • Achtung: nicht während der Schwangerschaft drücken!
Dickdarm 10	

Ohrenbeschwerden: Tinnitus

Zu den Beschwerden der Ohren zählen unter anderem Ohrenschmerzen und die Mittelohrentzündung, doch auch Tinnitus ist weit verbreitet. In der Traditionellen Chinesischen Medizin ist der Magen- und Darmtrakt mit dem inneren Ohr verbunden, sodass die Ernährung und die Verdauungsfähigkeit des Körpers einen entscheidenden Einfluss auf die Gesundheit des Ohres haben. Stagniert die Nahrung aufgrund der falschen Lebensmittelwahl, entstehen Schleim, Feuchtigkeit und Hitze. Diese stellen den perfekten Nährboden für Entzündungen und weitere Beschwerden dar.

Bezüglich des Tinnitus steht die Niere im Vordergrund, die eine Schwäche aufweist. Sie ist unter anderem für die Sinnesorgane zuständig und wird in der chinesischen Gesundheitslehre im Rahmen der Behandlung von Tinnitus genauer betrachtet. Zudem kann ein Blut-Mangel in der Milz die Beschwerden begünstigen, genauso verursacht ein übermäßiges Feuer in der Leber und Gallenblase einen Yin-Mangel und ein aufsteigendes Leber-Yang, welche Ohrenstörungen bewirken können.

Das können Sie gegen die Beschwerden tun:

Behandlungsvorschläge	**Durchführung**
Ernährungsumstellung	• Leicht verdauliche und bekömmliche Mahlzeiten zubereiten • Gekochte Süßkartoffeln, Mohrrüben und Kürbis zur Ausleitung überschüssiger Feuchtigkeit und Stärkung des Verdauungssystems • Vermeidung von: - Milchprodukten - Zucker und Süßigkeiten - Glutenprodukten - frittierten und fettigen Mahlzeiten - scharfen Gewürzen - Kaffee und Alkohol - Rauchen
Bewegung	• Yoga, Qi Gong oder Tai Chi zur Entspannung, Reduktion von Stress, Auflösung von Angst und zum Umlenken der Aufmerksamkeit weg von den Ohrbeschwerden
Allgemein	• Umgang mit Lebenssituationen, Stress und starken Emotionen zur Vermeidung übermäßiger Hitze • Emotionen und Gefühle herauslassen und fühlen, statt sie zu ignorieren und „sie nicht hören zu wollen“ • Ausgleich von Stress, Zeitdruck und Anspannung

Die nun aufgezählten Akupressurpunkte können zur Behandlung von Ohrenbeschwerden durch

- das gleichmäßige Drücken und anschließend
- das kreisende Drücken für je eine Minute in beide Richtungen

bearbeitet werden. Die genaue Lage können Sie mithilfe des Guides bestimmen.

Akupressurpunkt	Hinweise und Platz für eigene Notizen (z. B. hilft mir besonders – hilft mir eher weniger)
Drei-Erwärmer 3	
Gallenblase 20	
Gallenblase 43	
Niere 3	

Augenbeschwerden: Augenschmerzen, trockene Augen und Erschöpfung der Augen

Die Augen stehen in einem engen Zusammenhang mit unserem allgemeinen Wohlbefinden. Die rasche Erschöpfung der Augen, Sehstörungen, wie Kurz- oder Weitsichtigkeit, sowie Augenkrankheiten werden üblicherweise mithilfe von Brillen versucht, zu korrigieren. In China hingegen tragen deutlich weniger Menschen Brillen, was vermutlich an der Augengymnastik liegt, welche die Kinder bereits in der Schule erlernen, noch bevor Probleme in diesem Bereich entstehen. Die Ursachen von Augenproblemen liegen meist in der Übermüdung der Muskeln durch stundenlanges Starren auf einen nahen Bildschirm. Laut der Traditionellen Chinesischen Medizin spiegeln die Augenbeschwerden einen Yin-Mangel der Leber wider, zum Beispiel durch trockene und gerötete Augen. Verschwommenes Sehen kann durch einen Blut-Mangel der Leber entstehen. Zudem können ein Yin- oder Yang-Mangel der Nieren und eine Schwäche des Qi in der Milz für diverse Augenbeschwerden sorgen.

Das können Sie gegen die Beschwerden tun:

Behandlungsvorschläge	Durchführung
Augengymnastik	• Stärkung der sechs Muskeln, die die Augäpfel bewegen • Übungen: - Halten Sie den Kopf gerade und blicken Sie abwechselnd von unten nach oben - Blicken Sie abwechselnd von links nach rechts - Ziehen Sie große Kreise in beide Richtungen - Fixieren Sie einen Punkt in kurzer Entfernung für eine Minute, danach blicken Sie ein Ziel in weiter Entfernung an - Wiederholen Sie die Übungen mehrfach
Massage	• Entspannung der Augen durch eine Massage des Bereiches um die Augen herum • Ein- bis zweimal täglich • Immer beide Augen gleichzeitig behandeln • Massage: - Kreisen Sie sanft zwanzig- bis dreißigmal mit den Daumenballen unter dem inneren Augenbrauenende am Knochenrand der Augenhöhle („Tianying-Zone“) - Die Punkte unterhalb der Tianying-Zone zum Nasenrücken

	gegeneinanderdrücken, danach etwa dreißigmal nach unten und nach oben drücken („Jingming-Zone“) - Mittig unterhalb des Auges, einen Cun unterhalb des Augenhöhlenrandes, dreißigmal kreisend drücken („Sibai-Zone“) - Ein Cun neben dem äußeren Augenhöhlenrand in der Schläfenregion zwanzigmal kreisend drücken („Taiyang-Zone“) • • bei trockenen Augen: - Fünfmaliges Drücken der Augenbrauen mit Daumen und Zeigefinger - Sanftes Streichen über die geschlossenen Augenlider mit den Seitenflächen der Zeigefinger, die Daumen verbleiben dabei an den Schläfen
Allgemein	• Vermeidung von Übermüdung der Augen durch stundenlanges Starren auf einen Bildschirm oder langes Lesen • Häufiges Wechseln zwischen nahem und fernem Sehen
Palmieren	• Wirkt entspannend und gönnt den Augen eine Ruhepause • Abdecken der Augen mit beiden warmen Handflächen • Handflächen werden so geformt, dass sie hohl sind und keinen Druck auf die Augen ausüben • Die Ellenbogen werden auf einer Ablage aufgestützt • Fünfmaliges tiefes Atmen

Die nun aufgezählten Akupressurpunkte können zur Behandlung von Augenbeschwerden durch

- das gleichmäßige Drücken und anschließend
- das kreisende Drücken für je eine Minute in beide Richtungen

bearbeitet werden. Die genaue Lage können Sie mithilfe des Guides bestimmen.

Akupressurpunkt	**Hinweise und Platz für eigene Notizen (z. B. hilft mir besonders – hilft mir eher weniger)**
Blase 10	
Blase 18	• Besonders zur Behandlung von trockenen Augen
Blase 23	• Besonders zur Behandlung von trockenen Augen
Blase 65	
Magen 1	• Massieren mit der Technik der Augenmassage (Sibai-Zone)
Gallenblase 3	
Gallenblase 20	• Besonders zur Behandlung von trockenen Augen
Gallenblase 37	
Leber 3	
Dickdarm 4	• Besonders zur Behandlung von trockenen Augen • Achtung: nicht während der Schwangerschaft drücken!

Hautunreinheiten und Akne

Viele Menschen, besonders Jugendliche, haben mit Hautunreinheiten im Gesicht zu kämpfen, wobei Akne vulgaris eine verstärkte Version davon ist. Diese Hauterkrankung tritt meist in der Pubertät auf, dennoch zeigen hin und wieder auch Erwachsene Anzeichen der typischen unreinen Haut. Darüber hinaus können sich die Pickel auch auf andere Körperstellen, wie zum Beispiel im Dekolleté oder am Rücken, ausbreiten.

Um bleibende Narben zu vermeiden, kann die Akupressur ganze Arbeit leisten. Laut der Traditionellen Chinesischen Medizin stellt Akne eine Form von übermäßiger, feuchter Hitze im Körper dar, die zum Stillstand gekommen ist. Trockene Haut hingegen wird als Schwäche des Blutes angesehen. In Verbindung mit dem weiblichen Zyklus, welcher bei Frauen das Krankheitsbild häufig verschlimmert, zeigt sich in der Leber eine Stagnation von der Lebensenergie und dem Blut. Treten die Symptome vermehrt auf der Nase und der Stirn auf, deutet dies auf eine Lungen-Hitze hin, Unreinheiten auf dem Kinn und dem Hals hingegen lassen die Leber-Hitze vermuten. Bildet sich Eiter in den Pickeln, so hat sich zudem Schleim und Feuchtigkeit im Körper angesammelt. Die Überhitzung bestimmter Organe, die Akne verursachen kann, findet ihren Ursprung häufig in unnatürlichem Stress, einem hormonellen Ungleichgewicht, Rauchen oder dem Essen von scharfen Lebensmitteln. Die Haut spiegelt dabei lediglich das Klima im Inneren des Körpers, welches an die Oberfläche durchbricht.

Hautprobleme stehen zudem in einem engen Zusammenhang mit einer schlechten Verdauung. Man sagt, die Haut sei das Spiegelbild des Darms. Leiden Sie also an Hautproblemen, ist es wahrscheinlich, dass Sie Verstopfungen haben und sich Giftstoffe in Ihrem Darmtrakt angesammelt haben. Mit einer Entschlackungskur und der Verbesserung Ihrer Verdauung wird sich Ihre Haut nach und nach klären.

Das können Sie gegen die Beschwerden tun:

Behandlungsvorschläge	**Durchführung**
Ernährungsumstellung	• Schleimfreie Lebensmittel wählen • Kühlende Mahlzeiten zubereiten • Leicht verdauliche Nahrung wählen • Viel trinken zur Ausleitung von Giftstoffen • Vermeidung von: - Milchprodukten (feuchtigkeitsbildend, schleimbildend) - scharfen Gewürzen (hitzebildend) - gebratenen Speisen (hitzebildend, toxisch) - Süßigkeiten und Zucker (feuchtigkeitsbildend, verdauungsstörend)
Darmsanierung	• Entschlackung des Darms • Entgiftung durch Darmreinigung • Verbesserung der Verdauung

Die nun aufgezählten Akupressurpunkte können zur Behandlung von Hautunreinheiten und Akne durch

- das gleichmäßige Drücken und anschließend
- das kreisende Drücken für je eine Minute in beide Richtungen

bearbeitet werden. Die genaue Lage können Sie mithilfe des Guides bestimmen.

Akupressurpunkt	**Hinweise und Platz für eigene Notizen (z. B. hilft mir besonders – hilft mir eher weniger)**
Dünndarm 18	
Magen 36	• Achtung: nicht während der Schwangerschaft drücken!
Magen 44	• Besonders zur Behandlung von Akne mit zusätzlichen Verdauungsbeschwerden geeignet
Du Mai 14	
Dickdarm 11	• Besonders zur Behandlung von Akne mit zusätzlichen Verdauungsbeschwerden geeignet
Leber 2	• Besonders zur Behandlung von Akne mit zusätzlichen Verdauungsbeschwerden geeignet
Leber 3	• Besonders zur Behandlung von Akne mit zusätzlichen Verdauungsbeschwerden geeignet

ATEMWEGSERKRANKUNGEN

Asthma

Asthma ist eine Erkrankung der Lunge, bei der die Atemwege entzündet und eingeengt sind. Dieses Leiden verursacht Atembeschwerden, wie Atemnot oder Keuchen. Gemäß der Traditionellen Chinesischen Medizin können hier mehrere Ursachen für die Beschwerden vorliegen. Ein Mangel an Qi in der Lunge ist deshalb so folgenschwer, da in diesem Organ das Immunsystem entsteht. Dieser Zustand kann einerseits angeboren sein oder aufgrund anderer Faktoren entstehen. Ist der Lungen-Qi-Mangel erworben, resultiert er häufig aus einem Mangel an Qi in der Milz. Die Organe Milz und Magen sind demnach unbedingt bei Asthma genauer zu betrachten. Die Milz ist der Ort im Körper, in dem das Qi gebildet wird, wobei es aus der Nahrung gezogen wird. Daraus entstehen letztendlich die wichtige Lebensenergie, die durch die Milz im gesamten Organismus verteilt wird, sowie das Blut. Liegt in diesem Aufgabenbereich eine Schwäche vor, so hat das große Auswirkungen auf den gesamten Körper, auch auf das Qi der Lunge. Asthma, Hüsteln, eine schwächliche Stimme, häufiges Schwitzen und die Anfälligkeit für Erkältungen sind nur wenige der möglichen Beschwerden. Außerdem neigt der geschwächte Körper dazu, äußere Faktoren, wie Wind oder Feuchtigkeit, schlechter abwehren zu können.

Das können Sie gegen die Beschwerden tun:

Behandlungsvorschläge	**Durchführung**
Ernährungsumstellung	• Regelmäßige Mahlzeiten essen • Qualitativ hochwertige Lebensmittel mit einem hohen Nährstoffgehalt wählen • Bewusste Nahrungsaufnahme ohne Ablenkung durch Lesen, Fernsehen oder negative Argumentationen • Hirse, Mohrrübe, Erbsen, Süßkartoffel, Waldpilze, Kürbis sowie Koriander, Küchenkräuter, Vanille, Zimt, Rosmarin und Thymian zur Stärkung der Milz und der inneren Mitte • Vermeidung von: - Milchprodukten - kalten Getränken und Mahlzeiten - sauren und kühlenden Südfrüchten - Süßigkeiten und Zucker - Brot - Fleisch - verarbeiteten Produkten und Fast Food
Atemübungen	• Atemtechniken zur Kräftigung der Lunge und des Brustkorbs • Zur Stärkung einer aufrechten Haltung

Allgemein	• Umgang mit Lebenssituationen, Sorgen, Problemen und Ängsten zur Vermeidung eines Qi-Mangels in der Milz • Vermeidung von extremen Wetterbedingungen, solange das Qi der Lunge geschwächt ist

Die nun aufgezählten Akupressurpunkte können zur Behandlung von Asthma durch
- das gleichmäßige Drücken und anschließend
- das kreisende Drücken für je eine Minute in beide Richtungen

bearbeitet werden. Die genaue Lage können Sie mithilfe des Guides bestimmen.

Akupressurpunkt	**Hinweise und Platz für eigene Notizen (z. B. hilft mir besonders – hilft mir eher weniger)**
Lunge 1	
Lunge 3	
Lunge 5	
Lunge 9	• Besonders zur Behandlung von Husten und Atemnot geeignet
Lunge 11	
Magen 12	
Niere 3	• Besonders zur Behandlung von Asthma bei einer Verschlimmerung durch physische Anstrengung und Bewegung geeignet
Niere 27	
Blase 12	• Auch für die Behandlung durch Moxibustion geeignet
Blase 13	• Auch für die Behandlung durch Moxibustion geeignet
Blase 23	• Besonders zur Behandlung von Asthma bei einer Verschlimmerung durch physische Anstrengung und Bewegung geeignet
Du Mai 14	• Auch für die Behandlung durch Moxibustion geeignet
Ren Mai 4	• Besonders zur Behandlung von Asthma bei einer Verschlimmerung durch physische Anstrengung und Bewegung geeignet

Bronchitis

Bronchitis ist eine Entzündung der Bronchien, also der Atemwege. Die Beschwerden stehen in einem Zusammenhang mit einer Erkältung und zeigen sich häufig durch ständiges und intensives Husten.

In der Traditionellen Chinesischen Medizin sieht man eine Verbindung zwischen den Atemwegserkrankungen und dem Immunsystem, also der dem Körper innenwohnende Kraft, die schädliche Faktoren von außen abwehrt. Zudem sorgt dieses spezielle Qi für eine schützende Schicht aus Wärme und Energie, die unseren Körper bestenfalls umgeben soll. Das Qi des Immunsystems entsteht durch die Nieren, zudem ist dieses Organ das Wichtigste in Bezug auf unsere Vitalität. Zeigen sich Blockaden in den Nieren, so manifestieren sie sich auf körperlicher Ebene durch kalte und taube Extremitäten, ständige Erkältungen oder eben auch durch Bronchitis.

Die Atemwege reagieren deshalb besonders empfindlich auf einen Mangel der Energie des Immunsystems, da durch sie dauerhaft Stoffe und Substanzen von außen in den Körper gelangen. Denn die eingeatmete Luft beinhaltet zudem Schadstoffe, Feuchtigkeit und Krankheitserreger, welche nur durch ein gestärktes Qi des Immunsystems wieder nach draußen transportiert werden können, ohne Schaden anzurichten.

Das können Sie gegen die Beschwerden tun:

Behandlungsvorschläge	Durchführung
Kräuter	• Geißblatt und Platycodon grandiflorus zur Lösung von Schleim, Hemmung des Hustens und Stärkung der Nieren, Milz und Lunge
Allgemein	• Vermeidung von Rauchen und Luftverschmutzung zur Entlastung der Schleimhäute der Atemwege • Vermeidung von starken Temperaturschwankungen, solange die Atemwege geschwächt sind • Frische und saubere Luft in der Natur atmen

Die nun aufgezählten Akupressurpunkte können zur Behandlung von Bronchitis durch

- das gleichmäßige Drücken und anschließend
- das kreisende Drücken für je eine Minute in beide Richtungen

bearbeitet werden. Die genaue Lage können Sie mithilfe des Guides bestimmen.

Akupressurpunkt	Hinweise und Platz für eigene Notizen (z. B. hilft mir besonders – hilft mir eher weniger)
Lunge 1	
Lunge 3	
Lunge 5	
Lunge 9	
Lunge 11	
Blase 12	
Blase 13	
Magen 12	
Magen 13	
Niere 3	
Niere 27	

Erkältung und Grippe

Erkältungen und Grippe sind meist durch Symptome wie Halsschmerzen, Schnupfen, Heiserkeit, Husten und Fieber gekennzeichnet.

Eine Erkältung ist eine Ansammlung von Wind und Kälte im Organismus, die der Körper mithilfe von Hitze wieder heraustransportieren muss. Der klare Schleim, der meist zu Beginn aus der Nase läuft, ist hierbei die Kälte, während Niesen und Niesattacken den Wind darstellen, den der Körper ausleitet. Häufig bildet sich im Verlauf der Erkältung oder Grippe eine verstopfte Nase und gelblicher bis grünlicher, dickflüssiger Nasenschleim. Diese Symptome sind Anzeichen der Hitze, die der Organismus als Reaktion auf das Übermaß an Kälte und Wind produzierte. Das Ziel, das dabei bezweckt wird, ist das Wiederherstellen des Gleichgewichts der Elemente und Energien – das Zurückfinden in die gesunde Mitte.

Das können Sie gegen die Beschwerden tun:

Behandlungsvorschläge	**Durchführung**
Ernährungsumstellung	• Viel trinken • Wurzelgemüse, Gemüsesuppe und Getreidebrei zur Stärkung • Heilpilze wie Reishi und Cordyceps zur Unterstützung des Immunsystems • Vermeidung von: - Hühnerkraftsuppe (wirkt zusammenziehend) - Milchprodukten - Glutenprodukten - kalten Getränken und Mahlzeiten - Südfrüchten und Rohkost im Winter
Allgemein	• Genügend Schlaf zur Regeneration des Körpers • Viel Bewegung an der frischen Luft • Meditative Bewegung durch Qi Gong, Tai Chi oder Yoga für die körperliche und geistige Gesundheit • Ein rundum gesunder Lebensstil zur Prophylaxe beziehungsweise zur Erleichterung des Krankheitsverlaufes
	• Während der Erkältung unbedingt Ruhe gönnen • Hinlegen und entspannen • Fieber zulassen, damit der Körper seine Selbstheilung durchführen kann • Bei zu hohem Fieber: Wadenwickel

Die nun aufgezählten Akupressurpunkte können zur Behandlung von Erkältungen und Grippe durch

- das gleichmäßige Drücken und anschließend
- das kreisende Drücken für je eine Minute in beide Richtungen

bearbeitet werden. Die genaue Lage können Sie mithilfe des Guides bestimmen.

Akupressurpunkt	Hinweise und Platz für eigene Notizen (z. B. hilft mir besonders – hilft mir eher weniger)
Dickdarm 4	• Achtung: nicht während der Schwangerschaft drücken!
Lunge 7	
Lunge 11	
Drei-Erwärmer 5	

Allergien

Typische allergische Reaktionen findet man bei umherfliegenden Pollen, bei Hausstaubmilben, aber auch bei Tieren, bestimmten Chemikalien und gewissen Nahrungsmitteln. Dabei können einerseits die Schleimhäute, die Atemwege, aber auch der Verdauungstrakt und die Haut Anzeichen einer Allergie anzeigen, zum Beispiel in Form von Heuschnupfen, Asthma, Erbrechen, Durchfall, Neurodermitis oder Ekzemen. Allergien sind ein Ungleichgewicht der Wandlungsphasen Erde, Wasser und Metall, so besagt es die Traditionelle Chinesische Medizin. Demnach sind die mit den Elementen verbundene Organe, also Milz, Nieren und Lunge, durch einen Mangel an Qi des Immunsystems geschwächt. Einerseits kann dieser Zustand angeboren sein, doch ist er es nicht, so liegt die Ursache in einem schwachen Milz-Qi. Dieses zeigt sich im Körper durch Feuchtigkeit und Schleim, was früher oder später die Lunge beeinträchtigen wird. Bei einer Entzündung reagiert der Organismus wiederum mit Hitze, denn wie bei einer Erkältung will der Körper so Feuchtigkeit und Wind ausgleichen und ausscheiden. Somit zeigen sich uns die allergietypischen Symptome.

Das können Sie gegen die Beschwerden tun:

Behandlungsvorschläge	Durchführung
Ernährungsumstellung	• Gesunde und ausgewogene Ernährung, auch außerhalb der Allergie-Saison, zur Prophylaxe und Erleichterung während der Beschwerden • Regelmäßige Mahlzeiten essen • Qualitativ hochwertige Lebensmittel mit einem hohen Nährstoffgehalt wählen • Bewusste Nahrungsaufnahme ohne Ablenkung durch Lesen, Fernsehen oder negative Argumentationen • Zimmertemperaturwarme und erwärmte Mahlzeiten zubereiten • Hirse, Mohrrübe, Erbsen, Süßkartoffel, Waldpilze, Kürbis sowie Koriander, Küchenkräuter, Vanille, Zimt, Rosmarin und Thymian zur Stärkung der Milz und der inneren Mitte • Vermeidung von: - Milchprodukten - kalten Getränken und Mahlzeiten - sauren und kühlenden Südfrüchten - Süßigkeiten und Zucker

	- Brot - Fleisch - verarbeiteten Produkten und Fast Food
Allgemein	• Umgang mit Lebenssituationen, Sorgen, Problemen und Ängsten zur Vermeidung eines Qi-Mangels in der Milz • Vermeidung von extremen Wetterbedingungen, solange das Qi der Lunge geschwächt ist

Die nun aufgezählten Akupressurpunkte können zur Behandlung von Allergien durch

- das gleichmäßige Drücken und anschließend
- das kreisende Drücken für je eine Minute in beide Richtungen

bearbeitet werden. Die genaue Lage können Sie mithilfe des Guides bestimmen.

Akupressurpunkt	**Hinweise und Platz für eigene Notizen (z. B. hilft mir besonders – hilft mir eher weniger)**
Dickdarm 4	• Achtung: nicht während der Schwangerschaft drücken!
Dickdarm 11	• Besonders geeignet für die Behandlung von allergischen Reaktionen, die sich auf der Haut zeigen
Magen 36	• Achtung: nicht während der Schwangerschaft drücken!
Du Mai 14	
Ren Mai 6	• Besonders geeignet für die Behandlung von allergischen Reaktionen, die sich durch Verdauungsbeschwerden zeigen • Achtung: nicht während der Schwangerschaft drücken!
Leber 3	
Drei-Erwärmer 5	
Blase 10	• Besonders geeignet für die Behandlung von allergischen Reaktionen, die sich im Kopfbereich zeigen
Niere 27	• Besonders geeignet für die Behandlung von allergischen Reaktionen, die sich in Atembeschwerden zeigen

HERZ-KREISLAUF

Schwindel

Das Schwindelgefühl ist das Verlieren des Gleichgewichtssinns und es erscheint häufig in Begleitung vieler Krankheitsbilder. Die innere Ausgeglichenheit gerät ins Schwanken, was einerseits seinen Grund in niedrigem Blutdruck oder Stress findet, andererseits können auch psychische Faktoren für den Schwindel verantwortlich sein. Die Ursachen sind umfassend und können zum Beispiel in einer ausgiebigen Partynacht, Verspannungen des Nackens oder Migräne liegen, doch auch durch Kreislaufstörungen, Flüssigkeitsmangel oder Störungen des Kopfes und des Gehirns sowie in Verbindung mit dem allgemeinen Schwächegefühl im Zuge einer anderen Krankheit kann Schwindel auftreten. Depressive Menschen kennen die typischen Symptome, ebenso wie Menschen, die an Übelkeit leiden oder nach langem Liegen zu schnell aufgestanden sind. Bei all diesen Beschwerden verliert der Betroffene mit dem Schwindelgefühl wortwörtlich den Halt, er verliert den Boden unter den Füßen – der Körper befindet sich nicht im Gleichgewicht. Die Traditionelle Chinesische Medizin sieht den Schwindel als ein Resultat der Stagnation des Qi in der Leber, welche zu viel Hitze vorweist, aber auch übermäßiger innerer Wind und Schleim können Betroffenen zu Kopf steigen und die Sicht vernebeln. Wenn der Schwindel durch ein Burnout-Syndrom auftritt, geht die chinesische Gesundheitslehre von einer Schwächung des Milz-Pankreas-Meridians aus. Um die Balance wieder herzustellen, muss der Energiefluss mithilfe der Akupressur wiederhergestellt werden, damit auch alle Meridiane mit Energie versorgt werden.

Das können Sie gegen die Beschwerden tun:

Behandlungsvorschläge	Durchführung
Ernährungsumstellung	• Durch regelmäßige Mahlzeiten für eine konstante Energieversorgung sorgen • Vermeidung von Kaffee und schwarzem Tee, die trocknend wirken und einen Blutmangel verursachen • Rote Lebensmittel (Beeren, Rote Bete), Samen, Kerne und gute Fette (Avocado) wählen, um einen Yin-Mangel in der Leber auszugleichen • Leicht verdauliche Mahlzeiten zubereiten und nicht überessen • Vermeidung von befeuchtenden Lebensmitteln, die Schleim bilden
Kräutertees	• Bei akutem Schwindel und vorbeugend gegen übermäßige Leber-Hitze, aufsteigendes Leber-Yang sowie Leber-Wind • Chrysanthemenblütentee • Löwenzahntee • Pfefferminztee • Kamillentee

Die nun aufgezählten Akupressurpunkte können zur Behandlung von Schwindel durch
- das gleichmäßige Drücken und anschließend
- das kreisende Drücken für je eine Minute in beide Richtungen

bearbeitet werden. Die genaue Lage können Sie mithilfe des Guides bestimmen.

Akupressurpunkt	**Hinweise und Platz für eigene Notizen (z. B. hilft mir besonders – hilft mir eher weniger)**
Drei-Erwärmer 5	
Magen 36	• Achtung: nicht während der Schwangerschaft drücken!
Magen 40	• Besonders bei auftretendem Schwindel durch ein Burnout-Syndrom geeignet
Herz-Kreislauf 6	• Besonders bei auftretendem Schwindel durch ein Burnout-Syndrom geeignet
Gallenblase 8	• Besonders bei auftretendem Schwindel durch ein Burnout-Syndrom geeignet

Hoher Blutdruck

Bluthochdruck, auch unter Hypertonie bekannt, kann sehr gefährlich für den Betroffenen werden, denn meist wird er erst viel zu spät erkannt. Da häufig keine starken Symptome auftreten, wird er nur selten bemerkt, doch er kann schwerwiegende Folgen wie Herzinfarkte, Schlaganfälle oder Leberversagen auslösen. Übergewicht, Stress, Alkoholkonsum, Rauchen und hohes Alter sind die Risikofaktoren für Bluthochdruck. Er kann zudem vererbt werden oder als Nebenwirkung vieler Medikamente erscheinen. Wenn Sie vermehrt Kopfschmerzen, Sehstörungen, Schwindel, Ohrensausen, aber auch Zähneknirschen, Verdauungsprobleme oder Taubheitsgefühl wahrnehmen und oft gereizt sind, könnte eine Hypertonie vorliegen. Die Traditionelle Chinesische Medizin rückt die Emotionen der Betroffenen in den Vordergrund, denn starke Gefühle wie Wut, Groll oder unterdrückter Ärger erzeugen im Körper einen Druck, der sich mit der Zeit immer mehr aufbaut, doch nicht abgelassen wird. Das Qi gerät ins Stocken und der freie Fluss ist gestört, sodass nur noch mehr Druck und Hitze entstehen. Besonders die Leber leidet darunter. Hält das Problem dauerhaft an, wandelt sich die Hitze in ein Leber-Feuer, es herrscht ein Mangel an Yin-Energie, während das Leber-Yang die Oberhand übernimmt und somit der hohe Blutdruck chronisch wird. Es wird heiß und eng im Körper, wobei das Feuer nach und nach die Körpersäfte, darunter das Blut, verbrennt. Dem Yin wird geschadet, sodass die kühlenden Stoffe im System zunehmend verschwinden und somit die Hitze nicht mehr reduzieren können. Von hier an trägt alles Weitere zur Stagnation des Qi bei und der Bluthochdruck verschlimmert sich weiter.

Das können Sie gegen die Beschwerden tun:

Behandlungsvorschläge	Durchführung
Änderung des Lebensstils	• Reflexion der eigenen Lebensweise, des Umgangs mit anderen und sich selbst • Reduzierung von Stress durch viele Pausen am Tag und erholsamen Urlaub • Umgang mit Emotionen verbessern: starke Gefühle, wie Ärger oder Wut, nicht herunterschlucken und unterdrücken, sondern herauslassen • Umgang mit stressigen Situationen und dem Leben an sich verbessern: Temperament zügeln, ruhig bleiben und mit einem klaren Kopf Entscheidungen treffen • Viel Schlaf gönnen und früher schlafen gehen • Bewegung an der frischen Luft ohne Ehrgeiz und Leistungsdruck (z. B. Yoga, Qi Gong oder Tai Chi) • Kreativen Tätigkeiten nachgehen, wie Tanzen, Malen, Singen oder anderes • Verringerung der Dosis oder sogar Vermeidung von Medikamenten, die stark kühlend wirken und auf Dauer das Yang verletzen
Ernährungsumstellung	• Frisches Obst und Gemüse essen • Wenig Fleisch konsumieren, besonders, wenn es scharf, frittiert, gegrillt oder gebraten ist • Regelmäßige Mahlzeiten einbauen und nicht überessen • Gut bekömmliche und leicht verdauliche Lebensmittel wählen • Kühlende Lebensmittel essen, darunter Rohkost, kühlende Kräutertees (Löwenzahntee, grüner Tee, Kamillentee, ...) • Vermeidung von: - scharfen Gewürzen, darunter auch Knoblauch und Zwiebeln - Stark verarbeiteten Produkten und Fast Food - Zucker und Süßigkeiten - Kaffee - Alkohol (besonders wichtig!) - Milchprodukten, wie Käse, Joghurt oder Kuhmilch - Getreideprodukten, wie Brot oder Kuchen
Massage	• Etwa für eine Minute die Augenbrauen in Haarwuchsrichtung drücken, dabei vibrieren • Knochenrand der Augen mit den Seitenflächen der Zeigefinger für zwei Minuten lang von innen nach außen schieben • Die Hände spreizen und mit den Fingern die Haare durchkämmen, anschließend die Kopfhaut abklopfen • Klatschendes Abklopfen der Muskulatur der Leberregion von oben nach unten • Für etwa fünf Minuten die Brust von der Mitte nach außen schieben, anschließend ein paarmal auf die Brust klopfen

Die nun aufgezählten Akupressurpunkte können zur Behandlung von hohem Blutdruck durch

- das gleichmäßige Drücken und anschließend
- das kreisende Drücken für je eine Minute in beide Richtungen

bearbeitet werden. Die genaue Lage können Sie mithilfe des Guides bestimmen.

Akupressurpunkt	**Hinweise und Platz für eigene Notizen (z. B. hilft mir besonders – hilft mir eher weniger)**
Gallenblase 20	• Nach dem Drücken des Punktes empfiehlt sich die Massage der Nackenmuskulatur zwischen den Punkten Blase 10 und Du Mai 14
Blase 10	
Du Mai 14	
Du Mai 20	• Für etwa eine Minute lang vibrierend drücken
Magen 36	• Achtung: nicht während der Schwangerschaft drücken!
Herz-Kreislauf 6	
Drei-Erwärmer 5	
Dickdarm 4	• Achtung: nicht während der Schwangerschaft drücken! • Besonders im Notfall bei hochgradiger Hypertonie mit Schwindel, Kopfschmerzen und Nasenbluten geeignet • Achtung: Sofort den Arzt kontaktieren! • Notfallpunkt, um die Zeit zu überbrücken, bis ärztliche Hilfe eingetroffen ist • Etwa zehn Minuten drücken
Dickdarm 11	
Dünndarm 3	• Besonders im Notfall bei hochgradiger Hypertonie mit Schwindel, Kopfschmerzen und Nasenbluten geeignet • Achtung: Sofort den Arzt kontaktieren! • Notfallpunkt, um die Zeit zu überbrücken, bis ärztliche Hilfe eingetroffen ist • Etwa zehn Minuten drücken

Niedriger Blutdruck

Niedriger Blutdruck, der auch unter der Bezeichnung Hypotonie bekannt ist, äußert sich meist in Symptomen wie Schwindelanfällen, Gleichgewichtsstörungen, Müdigkeit und Durchblutungsstörungen in den Beinen. Betroffene beklagen häufig den allgemeinen Energiemangel, denn sie fühlen sich schlapp, träge und müde.

Die Hypotonie ist immer ein Anzeichen eines Zustandes der Leere im Körper des Patienten. Laut der Traditionellen Chinesischen Medizin handelt es sich bei dem niedrigen Blutdruck um einen Mangel an Energie, vornehmlich in der Milz. Das zieht nach sich, dass die Produktion des Blutes eingeschränkt und behindert wird. Es können nicht mehr alle Bereiche des Körpers mit der wichtigen Substanz versorgt werden, sodass irgendwo ein Mangel, eine Leere entstehen muss. Besonders bei Frauen kann dies mit Menstruationsbeschwerden in einem Zusammenhang stehen. Zudem kann die Niere von übermäßiger Kälte eingenommen sein, sollten Sie an chronischer Müdigkeit leiden.

Das können Sie gegen die Beschwerden tun:

Behandlungsvorschläge	Durchführung
Bewegung	• Regelmäßige Bewegung zum Ankurbeln des trägen Kreislaufs, mindestens einige Minuten am Tag • Ausgiebige Spaziergänge an der frischen Luft • Sport, der die Ausdauer fördert, zum Beispiel Wandern, Joggen, Fahrradfahren oder Schwimmen • Tägliches Schwitzen ist zu empfehlen • Pausen gönnen und Zeit für Erholung einplanen
Ernährungsumstellung	• Nährstoffreiche und qualitativ hochwertige Lebensmittel, die die Energiereserven des Körpers auffüllen und die Leere beseitigen • Regelmäßige Mahlzeiten für eine konstante Energieversorgung • Rosmarintee, Weißdornblütentee
Behandlung nach Kneipp'scher Art	• Wechselduschen oder Waschungen mit einem Lappen: morgens mit kühlem Wasser reinigen, danach wieder aufwärmen • Kneip'scher Armguss • Kneip'scher Knieguss

Die nun aufgezählten Akupressurpunkte können zur Behandlung von niedrigem Blutdruck durch

- das gleichmäßige Drücken und anschließend
- das kreisende Drücken für je eine Minute in beide Richtungen

bearbeitet werden. Die genaue Lage können Sie mithilfe des Guides bestimmen.

Akupressurpunkt	Hinweise und Platz für eigene Notizen (z. B. hilft mir besonders – hilft mir eher weniger)
Niere 1	• Mehrmals täglich drücken
Niere 6	• Für die Behandlung durch die Moxibustion geeignet
Magen 36	• Mehrmals täglich drücken • Achtung: nicht während der Schwangerschaft drücken!
Herz-Kreislauf 6	• Mehrmals täglich drücken
Herz-Kreislauf 7	• Für die Behandlung durch die Moxibustion geeignet
Blase 15	• Für die Behandlung durch die Moxibustion geeignet
Ren Mai 12	• Für die Behandlung durch die Moxibustion geeignet
Milz-Pankreas 9	• Für die Behandlung durch die Moxibustion geeignet
Drei-Erwärmer 4	• Für die Behandlung durch die Moxibustion geeignet

Die Behandlung der genannten Punkte durch drückendes Massieren und durch die Moxibustion sollte für mindestens drei Wochen täglich ausgeführt werden, damit eine Erleichterung der Beschwerden möglich wird.

Herzklopfen

Verstärktes Herzklopfen kommt häufig bei Menschen vor, die an Übermüdung, unter intensiver nervlicher Belastung, seelischer Unausgeglichenheit und Stress leiden.

Die Traditionelle Chinesische Medizin betrachtet das Herzrasen als einen Mangel an Blut und Yin in diesem Organ. Es muss stark schlagen, um das Problem auszugleichen, wodurch viel Energie verloren geht. Laut der Gesundheitslehre aus China ist das Herz der Sitz des Geistes, der unter besonders starken Emotionen Schäden davonträgt. So entsteht Hitze im Organ und das Blut verbrennt, wodurch wiederum der Mangel entsteht.

Wenn unsere Emotionen überkochen, zum Beispiel, wenn wir frisch verliebt sind, unter ständigem Zeitdruck stehen und uns immer von einer Aufgabe zur nächsten hetzen, kann die besagte Hitze im Herzen entstehen, woraus der Mangel an Yin und Blut resultiert. Körperlich kann sich das Herzklopfen in Herzrasen, Hitzewallungen, innere Unruhe oder sogar Panikattacken verwandeln, wenn die Ursachen nicht behoben werden.

Das können Sie gegen die Beschwerden tun:

Behandlungsvorschläge	**Durchführung**
Erholung	• Erholsamer Urlaub, bei dem Sorgen, Existenzängste, Familiendramen und weitere Probleme für mindestens drei Wochen lang vermieden werden, damit sich der Körper stabilisieren und entspannen kann
Allgemein	• Umgang mit Stress verbessern • Chronischen Zeitdruck vermeiden • Leistungsdruck reduzieren • Emotionen ausgleichen, Temperament beruhigen
Soforthilfe	• Ruhiges Ein- und Ausatmen, während ein erwärmtes Handtuch auf der Brust liegt
Ernährungsumstellung	• Nährstoffreiche und qualitativ hochwertige Lebensmittel wählen • Regelmäßige Mahlzeiten • Pro Mahlzeit kleinere Mengen verzehren, um Überessen und eine Belastung des Blutkreislaufes zu verhindern • Vermeidung von: - scharfen Gewürzen - Alkohol, schwarzem Tee und Kaffee - Rauchen - Fleisch, welches frittiert, gegrillt oder scharf angebraten wurde

Die nun aufgezählten Akupressurpunkte können zur Behandlung von Herzklopfen durch

- das gleichmäßige Drücken und anschließend
- das kreisende Drücken für je eine Minute in beide Richtungen

bearbeitet werden. Die genaue Lage können Sie mithilfe des Guides bestimmen.

Akupressurpunkt	**Hinweise und Platz für eigene Notizen (z. B. hilft mir besonders – hilft mir eher weniger)**
Milz-Pankreas 3	• Besonders leicht bei Herzklopfen zu finden, da deutlich druckempfindlicher als umgebendes Gewebe • Zur Vorbeugung und Behandlung
Blase 65	• Besonders leicht bei Herzklopfen zu finden, da deutlich druckempfindlicher als umgebendes Gewebe • Zur Vorbeugung und Behandlung
Herz 7	
Herz-Kreislauf 8	
Lunge 1	• Druck erfolgt Richtung Oberarmknochen

Durchblutungsstörungen

Die Symptome von Durchblutungsstörungen können unter anderem kalte Hände und Füße sein, aber auch Kälte im Bereich des Bauches und des Kreuzes können auf die Störung hinweisen. Rauchen, eine falsche Ernährung, Übergewicht sowie ein Mangel an Bewegung sind die Risikofaktoren, die die Beschwerden begünstigen. Zudem können sie ihre Ursache in Erkrankungen des Nervensystems finden, denn die Muskeln und Blutgefäße verengen sich bei der Stimulierung der Nerven und behindern somit den regulären Blutfluss. Gemäß der Traditionellen Chinesischen Medizin liegt hier ein Mangel an Blut vor, sodass die Verbindung zur Milz hergestellt werden kann, denn sie ist das Organ, das für die Blutproduktion verantwortlich ist. Die Leber ist für dessen Speicherung und das Herz für dessen Verteilung im Körper zuständig. In diesen Bereichen könnten Störungen und Blockaden des Energieflusses vorliegen. Außerdem ist das Kältegefühl im Kreuz und in den Beinen ein Anzeichen für einen Mangel an Wärme in den Nieren, also für einen Yang-Mangel.

Das können Sie gegen die Beschwerden tun:

Behandlungsvorschläge	**Durchführung**
Fußbäder	• Stimulieren der Reflexzonen an den Füßen durch ansteigende Fußbäder • Befüllen Sie eine Fußwanne mit nur wenig Wasser, das angenehm warm ist • Befüllen Sie das Bad innerhalb von 20 Minuten immer wieder mit heißem Wasser, sodass die Temperatur deutlich ansteigt und letztendlich etwa 40 °C beträgt

Allgemein	• Handbäder • Wechselduschen • Kneipp'sche Behandlungen • Tautreten: barfuß am Morgen auf einer feuchten Wiese für ein paar Minuten lang herumtreten
Kräuter	• Weißdornblütentee zur Verbesserung der Durchblutung von innen

Die nun aufgezählten Akupressurpunkte können zur Behandlung von Durchblutungsstörungen durch

- das gleichmäßige Drücken und anschließend
- das kreisende Drücken für je eine Minute in beide Richtungen

bearbeitet werden. Die genaue Lage können Sie mithilfe des Guides bestimmen.

Akupressurpunkt	**Hinweise und Platz für eigene Notizen (z. B. hilft mir besonders – hilft mir eher weniger)**
Niere 2	
Milz-Pankreas 6	• Achtung: nicht während der Schwangerschaft drücken!
Milz-Pankreas 9	
Blase 23	• Besonders bei einem dauerhaften Gefühl der Kälte in der Kreuzregion zu drücken
Blase 32	• Besonders bei einem dauerhaften Gefühl der Kälte in der Kreuzregion zu drücken
Blase 47	• Besonders bei einem dauerhaften Gefühl der Kälte in der Kreuzregion zu drücken

VERDAUUNGSSYSTEM

Appetitlosigkeit

Appetitlosigkeit ist eine Störung der Verdauung und kann sich einerseits auf Beschwerden der zugehörigen Organe, wie Magen oder Darm, oder auf psychischen Beschwerden, wie Stress oder Depression, begründen. Sie ist zudem eine Begleiterscheinung vieler Krankheiten, die dem Körper so ermöglicht, die wertvolle Energie für die Heilung statt für die Verdauung zu verwenden.

Die Appetitlosigkeit ist ein Mangel an Qi in der Milz, so besagt es die Traditionelle Chinesische Medizin. Diese schwache Energie kann aus einer falschen Ernährung resultieren, die die Kraft der Milz hemmt. Von hier aus verteilt sich das Qi in den gesamten Körper, sodass eine Disharmonie in diesem wichtigen, aber gern unterschätzten Organ ernsthafte Auswirkungen auf das Wohlbefinden des Menschen haben kann.

Das können Sie gegen die Beschwerden tun:

Behandlungsvorschläge	**Durchführung**
Ernährungsumstellung	• Bekömmliche und leicht verdauliche Nahrung • Qualitativ hochwertige Lebensmittel wählen mit einem hohen Gehalt an Nährstoffen, die für eine stetige Energieversorgung sorgen • Kleine, dafür regelmäßige Mahlzeiten
Qi Gong	• Bewegungstherapie zur Kultivierung des Qi im Körper
Kräuter	• Appetitanregende Kräuter integrieren, wie: - Basilikum - Bockshornklee - Ingwer - Zimt - Wermut

Die nun aufgezählten Akupressurpunkte können zur Behandlung von Appetitlosigkeit durch

- das gleichmäßige Drücken und anschließend
- das kreisende Drücken für je eine Minute in beide Richtungen

bearbeitet werden. Die genaue Lage können Sie mithilfe des Guides bestimmen.

Akupressurpunkt	**Hinweise und Platz für eigene Notizen (z. B. hilft mir besonders – hilft mir eher weniger)**
Gallenblase 34	• Achtung: nicht während der Schwangerschaft drücken!
Magen 36	• Achtung: nicht während der Schwangerschaft drücken!
Dickdarm 10	
Dickdarm 11	

Milz-Pankreas 6	• Achtung: nicht während der Schwangerschaft drücken!
Milz-Pankreas 10	
Ren Mai 12	

Verstopfung und Durchfall

Die **Verstopfung** ist ein Leiden des Verdauungssystems, das weit verbreitet ist. In Deutschland wird vermutet, dass sogar mehr als ein Drittel der Bevölkerung diese Störung erdulden muss. Werden diese Beschwerden aus Sicht der Medizin betrachtet, so wird eine Verstopfung diagnostiziert, wenn der Betroffene dreimal oder weniger sehr harten Stuhlgang pro Woche hat. Laut der Gesundheitslehre aus China spricht eine Verstopfung für einen Mangel an Feuchtigkeit im Körper. Die Ursachen dafür können ganz unterschiedlicher Natur sein: Eine unnatürliche Ernährung mit wenigen Ballaststoffen und einer geringen Flüssigkeitszufuhr, zu wenig Bewegung, aber auch die Trägheit der Darmperistaltik durch die übermäßige Einnahme von Abführmitteln können chronische Verstopfungen auslösen.

Grundsätzlich können Sie Ihre Verdauung anregen, indem Sie bei Ihrer Nahrungsaufnahme ballaststoffreiche Lebensmittel, also frisches Obst und Gemüse, integrieren und über den Tag verteilt genügend trinken. Vermeiden Sie in Zukunft die Einnahme von Abführmitteln. Diese sollten, wenn sie unvermeidlich sind, generell nur mit Absprache des Arztes eingenommen werden. Bewegen Sie sich, entweder durch ausgiebige Spaziergänge, aber auch der Sport, welcher die Ausdauer fördert, ist zu empfehlen. Zu diesem gehört zum Beispiel das Schwimmen oder Joggen.

Wir können **Durchfall** bekommen, wenn unser Körper unnatürliche Substanzen oder Gifte in der Nahrung identifiziert hat und schnell rausschleusen will. Auch geistige Ursachen können hier zum Tragen kommen, denn zudem lösen eine seelische Überbelastung, Angst und Nervosität dieses Leiden des Verdauungssystems aus.

Laut der Traditionellen Chinesischen Medizin handelt es sich bei Durchfall um ein Übermaß an Feuchtigkeit im Körper. Wenn der Stuhlgang zudem von einem starken, unangenehmen Geruch begleitet wird, deutet das auf eine Hitze im Darm hin. Darm-Kälte hingegen äußert sich in einem krampfartigen, schneidenden Gefühl bei der Entleerung. Bei einem einmaligen heftigen Stuhlgang spricht man übrigens noch nicht von Durchfall. In diesem Fall ist es wahrscheinlicher, dass der Körper eine Substanz ausgeschleust hat, die er nicht vertragen hat. Zusammen mit dem Anpassen der Ernährung sowie der Bewegung kann die Akupressur auf Verdauungsbeschwerden, wie Verstopfungen und Durchfall, positiv einwirken. Damit Sie Ihren Bauch entspannen können und so die inneren Gedärme loslassen, sollte Ihr Partner die Akupressur bei Ihnen ausführen.

Das können Sie gegen die Beschwerden tun:

Behandlungsvorschläge	**Durchführung**
Ernährungsumstellung	• Integration von ballaststoffreichen Lebensmitteln • Viel trinken • Keine Einnahme von Abführmitteln ohne ärztliche Anweisung

Bewegung	• Ausdauernde Sportarten, wie Joggen, Radfahren oder Schwimmen • Alles, was die Bauchmuskeln kräftigt, fördert auch die Verdauung
Bauchmassage	• Massage im Uhrzeigersinn um den Bauchnabel herum, um die Darmperistaltik anzuregen
Fußreflexzonen-massage	• Massage der Fußsohlen im Bereich der Reflexzone des aufsteigenden und absteigenden Dickdarms (im unteren Drittel der Füße an den Fersen)

Die nun aufgezählten Akupressurpunkte können zur Behandlung von Verdauungsbeschwerden durch

- das gleichmäßige Drücken und anschließend
- das kreisende Drücken für je eine Minute in beide Richtungen

bearbeitet werden. Die genaue Lage können Sie mithilfe des Guides bestimmen.

Akupressurpunkt	**Hinweise und Platz für eigene Notizen (z. B. hilft mir besonders – hilft mir eher weniger)**
Magen 25	• Nicht für Schwangere geeignet: kann Wehen auslösen! • Vorsicht: druckempfindlicher Bereich
Magen 28	• Nicht für Schwangere geeignet: kann Wehen auslösen! • Vorsicht: druckempfindlicher Bereich
Magen 36	• Zunächst flächiges Reiben mit der Handinnenfläche, ständigen Hautkontakt beibehalten • Dann folgen das gleichmäßige und das kreisende Drücken • Moxibustion für zwei bis drei Minuten • Achtung: nicht während der Schwangerschaft drücken!
Magen 41	
Milz-Pankreas 3	
Milz-Pankreas 6	• Bei Durchfall zu drücken • Achtung: nicht während der Schwangerschaft drücken!

Übergewicht

Übergewicht ist nicht nur ein problematischer Gesundheitszustand an sich, sondern er begünstigt gleichzeitig die Entstehung weiterer Krankheiten und Beschwerden. Das Gewicht hängt selbstverständlich auch von dem Körperbau und der Muskelmasse ab, sodass zum Beispiel ein Sportler mit einem starken Körper meist mehr wiegt, ohne gesundheitsgefährdend zu sein. Ein paar Kilogramm über dem Normalgewicht sind nicht bedenkenswert, doch bei 20 Kilogramm und mehr zu viel wird die Funktionsfähigkeit des Herz-Kreislauf-Systems, des Stoffwechsels und der Gelenke beeinträchtigt. Übergewicht ist heutzutage eines der größten Risikofaktoren für die Gesundheit der Gesellschaft. Neben gesundheitlichen Erkrankungen, die ein Übergewicht verursachen, resultiert Fettleibigkeit häufig aus psychischen Beschwerden. Falsche Ernährung ist ein bedeutender Grund, Stress hingegen verursacht ebenso eine abnehmende Verdauungsfähigkeit.

Die Milz ist das Organ, welches das Qi aus der Nahrung extrahiert und für den Körper bereitstellt. Wenn hier ein Mangel an der Lebensenergie vorherrscht, stehen dem Organismus nicht länger alle wichtigen Nährstoffe zur Verfügung, egal, wie viele Mengen an Nahrung gegessen werden. Laut der Traditionellen Chinesischen Medizin kann auch der Magen einen Qi-Mangel aufweisen, denn er ist ein zentrales Organ der Verdauung.

Das können Sie gegen die Beschwerden tun:

Behandlungsvorschläge	Durchführung
Ernährungsumstellung	• Ausgewogene Ernährung, bestehend aus Kohlenhydraten, Eiweißen, gesunden Fetten, Vitaminen, Spurenelementen und Mineralstoffen • Bekömmliche und leicht verdauliche Lebensmittel, die die Verdauung anregen und unterstützen • Wärmende Lebensmittel, die das Qi aufbauen • Nicht überessen • Nicht zu spät vor dem Schlafengehen essen • Achtsames Essen der Mahlzeiten ohne Ablenkung durch Handy oder Fernseher • Viel trinken • Vermeidung von: - verarbeiteten Produkten und Fast Food - Süßigkeiten und Zucker - kühlenden Lebensmitteln, wie Rohkost oder Milchprodukte - feuchtigkeits- und schleimbildenden Lebensmitteln, wie Brot oder Getreideprodukte
Bewegung	• Regelmäßige, tägliche Bewegung, die die Ausdauer fördert, wie zum Beispiel Wandern oder Joggen • Gelenkschonende Sportarten, wie Schwimmen • Ausgiebige Spaziergänge an der frischen Luft
Massage	• Vorbereitung durch ein entspannendes, warmes Bad • Trockenbürsten • Bauchmassage zur Anregung der Verdauung • Fußreflexzonenmassage • Vorbeugende Akupressur-Massage: - 100-maliges Kreisen um den Nabel herum - 100-maliges Auf- und Ab-, horizontales Hin- und Herreiben der Flanken - Vibrierendes Drücken der folgenden Punkte für je eine Minute: - Magen 36 - Milz-Pankreas 6 - Milz-Pankreas 10 - Milz-Pankreas 9 - Ren Mai 12 - Ren Mai 8

	- Ren Mai 6 - Ren Mai 4 - Mit der rechten Hand den linken Oberarm (Ellenbogen bis Schulter) mehrfach fest zusammendrücken - Mit dem Daumen folgende Punkte bis zum De-Qi-Gefühl drücken: - Dickdarm 11 - Dickdarm 4 - Drei-Erwärmer 5 - Anschließend das Gleiche mit der linken Hand am rechten Arm durchführen - 50-maliges Reiben des Gesichtes mit den Händen, bis es erwärmt ist - Augen schließen und für weitere zehn Minuten in Ruhe verbleiben, bewusst atmen und meditieren

Die nun aufgezählten Akupressurpunkte können zur Behandlung von Übergewicht durch

- das gleichmäßige Drücken und anschließend
- das kreisende Drücken für je eine Minute in beide Richtungen

bearbeitet werden. Die genaue Lage können Sie mithilfe des Guides bestimmen.

Akupressurpunkt	**Hinweise und Platz für eigene Notizen (z. B. hilft mir besonders – hilft mir eher weniger)**
Ren Mai 4	• Auch zur Vorbeugung geeignet
Ren Mai 6	• Auch zur Vorbeugung geeignet • Achtung: nicht während der Schwangerschaft drücken!
Ren Mai 8	• Auch zur Vorbeugung geeignet
Ren Mai 12	• Auch zur Vorbeugung geeignet
Ren Mai 17	
Dickdarm 4	• Auch zur Vorbeugung geeignet • Achtung: nicht während der Schwangerschaft drücken!
Dickdarm 11	• Auch zur Vorbeugung geeignet
Magen 36	• Auch zur Vorbeugung geeignet • Achtung: nicht während der Schwangerschaft drücken!
Milz-Pankreas 6	• Auch zur Vorbeugung geeignet • Achtung: nicht während der Schwangerschaft drücken!
Milz-Pankreas 9	• Auch zur Vorbeugung geeignet
Milz-Pankreas 10	• Auch zur Vorbeugung geeignet
Blase 21	
Gallenblase 20	• Besonders zur Behandlung von zusätzlichen Kopfschmerzen geeignet
Herz-Kreislauf 6	• Besonders zur Behandlung geeignet, wenn Sie Probleme haben, eine verschriebene Diät konsequent umzusetzen
Drei-Erwärmer 5	• Auch zur Vorbeugung geeignet

Magenbeschwerden

Störungen und Schmerzen im Magen können stressbedingt, durch eine falsche Ernährung sowie durch psychische Faktoren auftreten. Die Beschwerden im Bereich dieses Organs können sich von einem Völlegefühl über Magenschmerzen, Gastritis und Sodbrennen bis zu Magen-Darm-Störungen erstrecken. Dieses Organ ist ein zentraler Ort der Verdauung, einerseits von den Lebensmitteln, die wir zu uns nehmen, und andererseits übernimmt es auch die Verdauung unserer Emotionen – ob es die Liebe ist, die sprichwörtlich durch den Magen geht, oder eben Angst, Sorge oder Kummer. Die Stoffe, ob sie nun eine materielle oder energetische Form angenommen haben, werden hier in der Mitte des Körpers sortiert, verarbeitet, gespeichert und verteilt. Stimmt etwas mit dem Magen nicht, so kann der Organismus nicht genügend oder gar kein Qi aus der Nahrung ziehen. Nach der Lehre der Traditionellen Chinesischen Medizin ist der Magen ein klassisches Yang-Organ, also ein hohles Organ, denn er benötigt Feuer, um die aufgenommene Nahrung verwerten zu können. Da alle Yin-Organe des Körpers ihre Energie durch den Magen erhalten, beeinflusst er maßgeblich die Produktion und Zirkulation des Qi im gesamten Organismus. In Verbindung mit großem Stress greift die aggressive Leber-Energie den Magen an, woraus Sodbrennen, ein Stress-Magen und Übelkeit resultieren können. Weist die Milz oder weisen die Nieren einen Mangel an Yin auf, kann das Yang des Magens nicht mehr ausgeglichen werden. So sind Magenbeschwerden die Folge, obwohl die eigentliche Ursache in der Schwäche anderer, mit dem Magen verbundener Organe liegt. Häufig deutet ein übermäßiger Appetit auf eine Fülle an Hitze im Magen hin, während Kälte oder ein Mangel an Energie an dieser Stelle durch einen geringen Appetit angezeigt wird.

Das können Sie gegen die Beschwerden tun:

Behandlungsvorschläge	**Durchführung**
Ernährungsumstellung	• Nicht bei Stress und starken Emotionen essen • Keine zu großen Mengen verzehren oder gar überessen • Wärmende Gewürze wie Ingwer oder Rosmarin bei Magenkälte • Vermeidung von: - scharfen und salzigen Mahlzeiten sowie Süßigkeiten bei Magenhitze (Sodbrennen) - Rohkost und Milchprodukten bei Magenkälte und Verschleimung
Muskelaufbau	• Kräftigung der Bauchmuskeln durch Gymnastik oder anderweitige sportliche Aktivitäten • Übung: - Begeben Sie sich in Rückenlage - Heben Sie abwechselnd ein Bein um 90°, während des andere auf dem Boden liegt, um die Bauchmuskulatur zu trainieren - Die Beine bleiben dabei gestreckt
Atemübungen	• Atemübungen zur Beruhigung bei Stress und starken Emotionen • Zum Ausgleich des Nervensystems

Massage	• Trockenbürsten des Magen- und Milz-Pankreas-Meridians • Massage zur Linderung von Magenbeschwerden nach einem übermäßigen Alkoholkonsum: - Hundertmaliges kreisförmiges, starkes Massieren des Punktes Niere 1 - Drücken der Hinterseiten der Unterschenkel mit beiden Daumen, mit kurzen Absetzern von der Kniekehle bis zur Achillessehne - Gleichmäßiges Drücken des Punktes Magen 41 - Massage der Schienbeinvorderkante vom Punkt Magen 36 aus für einige Minuten, bis ein Wohlgefühl im Magen entsteht - Massage der Punkte Blase 20 und Blase 21 mit mittelstarkem, vibrierendem Druck zur Anregung der Verdauung

Die nun aufgezählten Akupressurpunkte können zur Behandlung von Magenbeschwerden durch

- das gleichmäßige Drücken und anschließend
- das kreisende Drücken für je eine Minute in beide Richtungen

bearbeitet werden. Die genaue Lage können Sie mithilfe des Guides bestimmen.

Akupressurpunkt	**Hinweise und Platz für eigene Notizen (z. B. hilft mir besonders – hilft mir eher weniger)**
Milz-Pankreas 4	
Milz-Pankreas 6	• Achtung: nicht während der Schwangerschaft drücken!
Milz-Pankreas 9	
Ren Mai 12	• Besonders schmerzempfindlicher Punkt bei chronischen Magenbeschwerden
Ren Mai 15	
Dickdarm 4	• Besonders zur Linderung starker, krampfartiger Magenschmerzen geeignet • Achtung: nicht während der Schwangerschaft drücken!
Dickdarm 11	
Blase 20	• Auch gegen auftretende Übelkeit sowie Schmerzen und Verspannungen im Rücken nach einem übermäßigen Alkoholkonsum geeignet
Blase 21	• meist bei Magenkrämpfen schmerzempfindlich • Besonders zur Linderung starker, krampfartiger Magenschmerzen geeignet • Auch gegen auftretende Übelkeit sowie Schmerzen und Verspannungen im Rücken nach einem übermäßigen Alkoholkonsum geeignet
Gallenblase 34	• Besonders zur Behandlung von Übersäuerung (hyperacid Gastritis), Appetitlosigkeit, Völlegefühl und Blähungen geeignet • Achtung: nicht während der Schwangerschaft drücken!
Magen 36	• Besonders zur Behandlung von mangelnder Magensäure (atrophische Gastritis) geeignet

	• Achtung: nicht während der Schwangerschaft drücken!
Magen 41	• Besonders zur Linderung von Magenbeschwerden, die nach einem übermäßigen Alkoholkonsum auftreten, geeignet
Herz-Kreislauf 6	• Dieser Punkt sollte länger und kräftiger gedrückt werden, um die Beschwerden zu erleichtern • Besonders zur Linderung starker, krampfartiger Magenschmerzen sowie Übelkeit und Brechreiz geeignet
Niere 1	• Besonders zur Linderung von Magenbeschwerden, die nach einem übermäßigen Alkoholkonsum auftreten, geeignet

Blähungen

Wenn wir an Blähungen leiden, haben sich Gase während der Verdauungsarbeit angesammelt, die dann einen typischen Blähbauch und ein unangenehmes Völlegefühl, manchmal sogar Krämpfe und Schmerzen im Bauch, auslösen. Auch Blähungen sind ein Anzeichen für ein Ungleichgewicht des Körpers, vor allem im Bereich des Verdauungstraktes. Demnach besteht eine besonders enge Verbindung der Beschwerden zu unserem Essverhalten sowie unserer Lebensweise. Wenn wir die Arbeitszeit nicht mit Freizeit ausgleichen, die Anspannung nicht mit der Entspannung verrechnen oder dem Stress nicht mit ebenso viel Freude entgegenwirken, entstehen schnell Störungen des Magen-Darmtraktes, darunter eben auch Blähungen. Laut der Traditionellen Chinesischen Medizin weisen die besagten Verdauungsgase darauf hin, dass die innere Mitte aus der Balance geraten ist. Sie lassen einen Mangel an Qi im Magen und der Milz erkennen, das sind die miteinander verbundenen Organe, die für die Umwandlung der Nahrung in Lebensenergie zuständig sind.

Das können Sie gegen die Beschwerden tun:

Behandlungsvorschläge	**Durchführung**
Ernährungsumstellung	• Bekömmliche und leicht verdauliche Nahrung • Intensiv kauen bei ungestörter Nahrungsaufnahme ohne Ablenkung, achtsames Essen mit allen Sinnen • Qualitativ hochwertige Lebensmittel wählen • Hauptmahlzeiten morgens und mittags, abends nur leichte Kost • Verdauungsfördernde Gewürze und Kräuter, wie Kümmel, Kardamom, Kurkuma, Kreuzkümmel oder Koriander • Keine Mahlzeiten, die sich aus zu vielen Bestandteilen zusammensetzen, lieber einfache Kombinationen wählen • Vermeidung von: - Brot, besonders in Kombination mit Butter, Käse, Fleisch oder rohem Gemüse - schwer verdaulicher Rohkost - kalten Getränken - Zwiebeln und Knoblauch - stark verarbeiteten Produkten und Fast Food
Darmsanierung	• Darmreinigung zur Beseitigung von Giftstoffen und Schlacken

Die nun aufgezählten Akupressurpunkte können zur Behandlung von Blähungen durch
- das gleichmäßige Drücken und anschließend
- das kreisende Drücken für je eine Minute in beide Richtungen

bearbeitet werden. Die genaue Lage können Sie mithilfe des Guides bestimmen.

Akupressurpunkt	Hinweise und Platz für eigene Notizen (z. B. hilft mir besonders – hilft mir eher weniger)
Gallenblase 34	• Achtung: nicht während der Schwangerschaft drücken!
Milz-Pankreas 3	
Ren Mai 12	

Übelkeit

Übelkeit ist häufig eine Begleiterscheinung anderer Krankheiten, wie einem Magen-Darm-Infekt oder einer Lebensmittelunverträglichkeit. Auch die Schwangerschaft, die Reisekrankheit oder die Einnahme von Medikamenten kann dieses Unwohlsein verursachen. Doch unterschätzen Sie nicht den Einfluss von Stress und Anspannung auf den Magen, denn die Verdauungsarbeit kann unter starker Belastung nicht funktionieren und somit Übelkeit und Brechreiz auslösen. Die genannten Beschwerden entstehen im Magen, also in dem Organ, das laut der Traditionellen Chinesischen Medizin für die Gewinnung des Qi aus der Nahrung verantwortlich ist. Wenn der Magen nicht in der Lage ist, die Substanzen im Rahmen der Verdauung an die tieferliegenden Organe für die weitere Verarbeitung abzugeben, entsteht das sogenannte rebellierende Qi. Diese Energie wirkt der Absenkung des Nahrungsbreis entgegen, sie verhindert also die weitere Verdauung und hält die Nahrung im Magen. Das aufsteigende Qi befindet sich in einem Kampf mit dem absteigenden, wodurch die Übelkeit entsteht.

Das können Sie gegen die Beschwerden tun:

Behandlungsvorschläge	Durchführung
Ernährungsumstellung	• Bekömmliche und leicht verdauliche Lebensmittel wählen • Einfache Kost, wie Gemüsebrühe, Zwieback oder Haferschleim • Lebensmittelunverträglichkeiten ausschließen • Regelmäßige Mahlzeiten mit kleineren Portionen, um Überessen zu vermeiden • Vermeidung von: - fettigen Mahlzeiten - stark verarbeiteten Produkten und Fast Food - scharfen, stimulierenden Gewürzen - Süßigkeiten und Zucker - Alkohol und Kaffee - Rauchen

Kräuter	• Tees aus Pfefferminze, Ringelblüten, Kräutern, Kamille und Ingwer
Massagen	• Zur Entspannung des gesamten Körpers, des Nervensystems und des Geistes
Bewegung	• Beruhigende und kontrollierte Bewegung wie Qi Gong oder Yoga zur Entspannung der Verdauungsorgane • Frische Luft

Die nun aufgezählten Akupressurpunkte können zur Behandlung von Übelkeit durch

- das gleichmäßige Drücken und anschließend
- das kreisende Drücken für je eine Minute in beide Richtungen

bearbeitet werden. Die genaue Lage können Sie mithilfe des Guides bestimmen.

Akupressurpunkt	**Hinweise und Platz für eigene Notizen (z. B. hilft mir besonders – hilft mir eher weniger)**
Magen 36	• Achtung: nicht während der Schwangerschaft drücken!
Herz-Kreislauf 6	• Besonders zur Behandlung bei psychischen und hormonellen Ursachen geeignet
Ren Mai 12	• Besonders zur Behandlung bei Übelkeit in Verbindung mit Überessen und Völlegefühl geeignet

UROGENITALSYSTEM

Prostatabeschwerden

Ist die Prostata entzündet, zeigt sich dies häufig in Schmerzen des Unterleibs, übermäßigem Harndrang und Abnormalitäten in der Menge und der Qualität des Harns, Müdigkeit sowie in Störungen des Sexuallebens.

Laut der Traditionellen Chinesischen Medizin handelt es sich bei den Problemen der Prostata um eine Stagnation des Qi und des Blutes. Wenn diese Substanzen nicht frei im Körper fließen können, entsteht ein Ungleichgewicht und die Prostata wird unterversorgt. Diese Störung steht in einem engen Zusammenhang mit Männern, die viel Stress bei der Arbeit empfinden und ständig angespannt sind. Die Ursachen von Prostatabeschwerden können in einer Lungen-Hitze liegen, wodurch Betroffene neben den Problemen beim Urinieren zudem meist Atembeschwerden, Husten und Druck auf der Brust verspüren. Wenn ein Mangel der Yin-Energie in den Nieren vorherrscht und zusätzlich Feuer entsteht, können sich kleinere Mengen des Harns gelb oder rot verfärben. Ebenso können das Qi und das Blut stagnieren, wenn die Prostata vergrößert ist. Auch die Milz und die Leber könnten von einem Mangel beziehungsweise einer Störung des Qi betroffen sein, wodurch Symptome wie Schmerzen und Krämpfe im Unterleib zu den typischen Prostatabeschwerden hinzukommen.

Das können Sie gegen die Beschwerden tun:

Behandlungsvorschläge	**Durchführung**
Ernährungsumstellung	• Wärmende Mahlzeiten zubereiten • Gemüse, wie Rote Bete, Kürbis, Bohnen, Erbsen, Zucchini oder Möhren • Obst, wie Weintrauben, Kirschen, Melonen oder Pfirsiche • Vermeidung von: - Süßigkeiten und Zucker - Alkohol - fettigen Speisen
Kräuter	• Salbei • Basilikum • Ingwer • Kurkuma • Koriander • Pfefferminze • Grüner Tee

Die nun aufgezählten Akupressurpunkte können zur Behandlung von Prostatabeschwerden durch

- das gleichmäßige Drücken und anschließend
- das kreisende Drücken für je eine Minute in beide Richtungen

bearbeitet werden. Die genaue Lage können Sie mithilfe des Guides bestimmen.

Akupressurpunkt	**Hinweise und Platz für eigene Notizen (z. B. hilft mir besonders – hilft mir eher weniger)**
Leber 5	
Niere 5	
Ren Mai 2	• Besonders zur Behandlung einer gutartigen Vergrößerung der Prostata im fortgeschrittenen Alter geeignet
Ren Mai 9	• Besonders zur Behandlung einer gutartigen Vergrößerung der Prostata im fortgeschrittenen Alter geeignet
Milz-Pankreas 6	• Besonders zur Behandlung einer gutartigen Vergrößerung der Prostata im fortgeschrittenen Alter geeignet

Schwangerschaftsbeschwerden

Wenn im Körper ein neuer Mensch heranwächst, finden im gesamten Organismus große Umbrüche statt, die sich alle auf die neuen Umstände ausrichten. Werdende Mütter beklagen diese als typische Schwangerschaftsbeschwerden. Übelkeit und Erbrechen gehören dabei zu den häufigsten, aber auch Appetitlosigkeit, Schlafstörungen, Sodbrennen, Wassereinlagerungen, Kopfschmerzen und Verspannungen im Rücken können sich aufgrund einer Schwangerschaft zeigen. Die anstehende Geburt und Mutterschaft können zusätzlich für psychische Anspannung und Ruhelosigkeit sorgen. Die typische Schwangerschaftsübelkeit stellt einen plötzlichen Ausschlag des Qi dar. Der Körper muss sich besonders in den ersten Wochen an die neue Situation und das heranwachsende Baby im Bauch gewöhnen. Aus Sicht der Traditionellen Chinesischen Medizin wird das Kind im Mutterleib jeden Monat während der Schwangerschaft von einer anderen Energieleitbahn genährt. Demnach bleiben nur der Herz- und Dünndarm-Meridian übrig, die diese Aufgaben nicht übernehmen und stattdessen für die Regulation der Gefäße und die Produktion der Muttermilch verantwortlich sind.

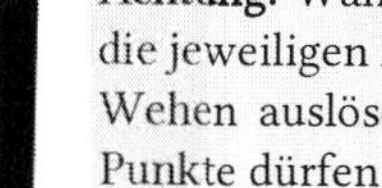

Achtung: Während der Schwangerschaft sollten Sie unbedingt darauf achten, ob die jeweiligen Akupressurpunkte auch geeignet sind. Manche der Punkte könnten Wehen auslösen und sind deshalb hier noch einmal aufgelistet. Die folgenden Punkte dürfen nicht während der Schwangerschaft gedrückt werden:

- Dickdarm 4
- Milz-Pankreas 6
- Magen 36
- Gallenblase 21 (höchstens während und nach der Geburt zu drücken!)
- Gallenblase 34

- Ren Mai 6

Des Weiteren sind alle Punkte im Bereich des Kreuzbeines während der Schwangerschaft nicht zu empfehlen

Das können Sie gegen die Beschwerden tun:

Behandlungsvorschläge	**Durchführung**
Entspannung	• Genügend Erholung und Ruhe gönnen • Ausreichend Schlafen
Ernährungsumstellung	• Viel trinken und das Salzen von Speisen gegen Wassereinlagerungen • Ausgeglichene Nahrung zur Stärkung der Mitte • Leicht verdauliche und gut bekömmliche Mahlzeiten zubereiten • Vermeidung von: - Alkohol - Rauchen - scharfen Gewürzen und Lebensmitteln, wie Ingwer, Knoblauch und Chili
Massage	• Kreisende Massage der Stelle zwischen den Augenbrauen („Yin Tang") für etwa zwei Minuten zur Entspannung, bei Ruhelosigkeit, Stress und Schlaflosigkeit

Die nun aufgezählten Akupressurpunkte können zur Behandlung von Schwangerschaftsbeschwerden durch

- das gleichmäßige Drücken und anschließend
- das kreisende Drücken für je eine Minute in beide Richtungen

bearbeitet werden. Die genaue Lage können Sie mithilfe des Guides bestimmen.

Akupressurpunkt	**Hinweise und Platz für eigene Notizen (z. B. hilft mir besonders – hilft mir eher weniger)**
Ren Mai 17	• Besonders zur Behandlung von Schlaflosigkeit, Rastlosigkeit und Stress geeignet
Herz-Kreislauf 6	• Besonders zur Behandlung von Morgenübelkeit geeignet
Blase 10	• Besonders zur Behandlung von Schlaflosigkeit, Rastlosigkeit und Stress geeignet
Milz-Pankreas 12	• Besonders zur Behandlung von einem unangenehmen Gefühl im Bauchraum geeignet
Milz-Pankreas 13	• Besonders zur Behandlung von einem unangenehmen Gefühl im Bauchraum geeignet
Gallenblase 21	• Achtung: nicht während der Schwangerschaft massieren! • Während der Geburt zur Anregung der Wehen und nach der Schwangerschaft zur Anregung des Milchflusses zu drücken

Dickdarm 4	• Besonders bei der Geburt zur Erleichterung und Unterstützung zu massieren
Niere 3	• Besonders bei der Geburt zur Erleichterung und Unterstützung zu massieren

Blasenentzündung

Die Blasenentzündung ist, wie der Name schon verrät, eine Entzündung der Harnwege, die bei schwerem Verlauf auch die Nierentätigkeit negativ beeinflussen kann. Wenn Sie häufig auf Toilette müssen und das Wasserlassen schmerzhaft ist, sollten Sie sich bei Ihrem Arzt melden, denn dies sind die Anzeichen einer Blasenentzündung. Meist werden die Symptome durch Fieber und Schüttelfrost begleitet, was sehr unangenehm werden kann. Die vermutete Ursache der Erkrankung liegt in der Infektion der Blasenschleimhaut durch Bakterien, die aus dem Darm kommen. Wenn Sie wenig trinken, kann die Blase nicht genügend durchgespült und gereinigt werden, wodurch es zu einer Ansammlung von Bakterien kommen kann. Die Blasenentzündung kann einerseits durch Kälte entstehen, die von außen eindringt, wenn das Qi und die Abwehrkräfte zu schwach sind, um eindringende Kälte auszugleichen.

Auch Kälte, die von innen kommt, kann eine Erkrankung der Harnwege hervorrufen, zum Beispiel durch eine falsche Ernährung oder schwache Organe, die durch übermäßig viel Wasser eine kühlende Wirkung auf die Blase haben.

Die dritte Ursache einer Blasenentzündung kann die Hitze sein, die aus dem Herzen kommt. Dies trifft auf besonders emotionale Menschen zu, die durch starke Gefühle, wie Aufregung und Stress, eine sogenannte Herz-Hitze entwickeln. Diese wird in den unteren Bereich des Körpers über den Dünndarm geleitet und schwächt die Blase. Bei der Behandlung einer Blasenentzündung muss die Kälte beziehungsweise Hitze in diesem Organ wieder ausgeglichen werden, damit die Meridiane nicht mehr verstopft sind.

Das können Sie gegen die Beschwerden tun:

Behandlungsvorschläge	**Durchführung**
Ernährungsumstellung	• Viel trinken
Massage	• Ausübung von Druck auf die Mittellinie des unteren Bauches, unterhalb des Bauchnabels, für zehn Sekunden • Mehrmals mit der Handfläche Richtung Schambein streichen • Nicht für Schwangere geeignet!
Bäder	• Fußbäder • Sitzbäder
Fußreflexzonenmassage	• Massage der Fußsohlen im Bereich der Reflexzone der Blase (Innenseite der Füße, im unteren Drittel an den Fersen)
Wärmezufuhr	• Warmhalten des Unterleibs • Durchnässte Kleidung sobald wie möglich ausziehen

Die nun aufgezählten Akupressurpunkte können zur Behandlung von Blasenentzündungen durch

- das gleichmäßige Drücken und anschließend
- das kreisende Drücken für je eine Minute in beide Richtungen

bearbeitet werden. Die genaue Lage können Sie mithilfe des Guides bestimmen.

Akupressurpunkt	**Hinweise und Platz für eigene Notizen (z. B. hilft mir besonders – hilft mir eher weniger)**
Milz-Pankreas 6	• Vor der Akupressur Füße erwärmen, zum Beispiel durch kräftiges Hautreiben • Achtung: nicht während der Schwangerschaft drücken!
Magen 36	• Zunächst flächiges Reiben mit der Handinnenfläche, ständigen Hautkontakt beibehalten • Dann folgen das gleichmäßige und das kreisende Drücken • Achtung: nicht während der Schwangerschaft drücken!
Leber 3	• Vor der Akupressur Unterschenkel und Fußrücken erwärmen, zum Beispiel durch sanftes Hautreiben • Starkes gleichmäßiges Drücken, dann weniger intensives kreisendes Drücken

PSYCHISCHE BESCHWERDEN

Innere Unruhe: Nervosität und Ruhelosigkeit

Leidet ein Mensch an innerer Unruhe, so ist häufig das vegetative Nervensystem überstimuliert, wodurch der Betroffene an Nervosität und Gereiztheit leidet. Dieser Zustand kann aus übermäßigem Stress, Übermüdung oder Burnout resultieren. Innere Unruhe ist ein Anzeichen dafür, dass das seelische und geistige Gleichgewicht aus den Bahnen geraten ist. Es stört unsere Ausgeglichenheit und wir sind ständig nervös und ruhelos. Für unser Wohlbefinden ist laut der Traditionellen Chinesischen Medizin die Milz verantwortlich. Sie erdet uns und bringt uns wieder in unsere Mitte, vorausgesetzt, sie ist gesund und kräftig. Dieses Organ spielt nicht nur bei der Verdauung der aufgenommenen Nahrung eine Rolle, sondern auch bei der unserer Gedanken und Gefühle. Die chinesische Lehre besagt, dass die Milz unsere mentale Ebene darstellt, wodurch Beschwerden wie innere Unruhe hier ihren Ursprung finden. Ein Merksatz der Traditionellen Chinesischen Medizin besagt, dass es der Milz schnell zu kalt und zu feucht werden kann. Geschieht das, zieht sie sich zurück, und zwar in den Kopf, wo das Grübeln anfängt und Gedankenspiralen entstehen.

Das können Sie gegen die Beschwerden tun:

Behandlungsvorschläge	**Durchführung**
Ernährungsumstellung	• Warmes Frühstück • Bekömmliche Mahlzeiten zubereiten, die die Verdauung anregen • Vermeidung von rohen und kühlenden Lebensmitteln, die das Verdauungsfeuer löschen und Feuchtigkeit begünstigen
Bewegung	• Regelmäßige Bewegung an der frischen Luft, den Körper strecken und dehnen • Durch Tai Chi, Qi Gong oder Yoga den Geist mit den körperlichen Bewegungen in Einklang bringen
Allgemein	• Geregelte Alltagsroutine mit kleinen Ritualen • Eine angenehme Atmosphäre schaffen, die nach den persönlichen Wünschen gestaltet wurde und Geborgenheit vermittelt Erdung durch Kontakt zur Natur und zum natürlichen Boden • Zeit und Raum schaffen für sich selbst und persönliche Bedürfnisse • Herzlichkeit gegenüber anderen Menschen zum Ausdruck bringen, zum Beispiel durch Umarmungen

Die nun aufgezählten Akupressurpunkte können zur Behandlung von innerer Unruhe durch

- das gleichmäßige Drücken und anschließend
- das kreisende Drücken für je eine Minute in beide Richtungen

bearbeitet werden. Die genaue Lage können Sie mithilfe des Guides bestimmen.

Akupressurpunkt	**Hinweise und Platz für eigene Notizen (z. B. hilft mir besonders – hilft mir eher weniger)**
Ren Mai 15	
Herz 7	

Konzentrationsstörungen

Konzentrationsstörungen können sich aufgrund von großer Müdigkeit oder andauernder Überanstrengung ergeben. Der Betroffene ist dann ständig zerstreut, vergesslich, unaufmerksam und leicht ablenkbar. Der Grund für diese Beschwerden kann einerseits in äußeren Faktoren begründet sein, wozu Störgeräusche, Lärm, Unordnung oder eine angespannte Atmosphäre zählen. Aber auch innere Einflüsse wie Ängste, Stress oder persönliche Probleme können eine Konzentrationsschwäche auslösen.

Gemäß der Gesundheitslehre der Chinesen beherbergen die Nieren unsere persönliche Intelligenz und Fertigkeit. Das Gehirn muss über das Rückenmark mit ausreichender Energie versorgt werden, damit es richtig funktionieren kann und wir uns konzentrieren können. Zudem kann es zu einer Konzentrationsschwäche kommen, wenn das Qi der Milz geschwächt ist. Wir müssen in uns ruhen und uns in unserer Mitte befinden, um in der Lage zu sein, fokussiert und konzentriert zu sein. Damit wir keine Probleme damit haben, aufmerksam über eine längere Zeit hinweg zu bleiben und während eines Gespräches nicht ständig vom Thema abzudriften, muss unsere Mitte, also unsere Milz, gestärkt und gewärmt werden.

Das können Sie gegen die Beschwerden tun:

Behandlungsvorschläge	**Durchführung**
Ernährungsumstellung	• Schleimarme und schleimlösende Lebensmittel konsumieren • Viel trinken zur Anregung der Niere • Wärmende Kräuter zur Stärkung des Milz-Qi • Vermeidung von: - feuchten Lebensmitteln wie Milchprodukten - kalten Mahlzeiten
Erholung	• Ausgleich von Stress und Arbeit durch entspannende Tätigkeiten • Regelmäßige Pausen zwischen den Phasen großer Konzentration • Bewegung an der frischen Luft zum Abschalten und Krafttanken

Meditation	• Beruhigung des Geistes durch meditative Praktiken • Meditation in Bewegung durch Yoga, Tai Chi oder Qi Gong
Massage	• Sanfte Massage der Ohrläppchen für etwa 15 bis 30 Sekunden

Die nun aufgezählten Akupressurpunkte können zur Behandlung von Konzentrationsstörungen durch

- das gleichmäßige Drücken und anschließend
- das kreisende Drücken für je eine Minute in beide Richtungen

bearbeitet werden. Die genaue Lage können Sie mithilfe des Guides bestimmen.

Akupressurpunkt	**Hinweise und Platz für eigene Notizen (z. B. hilft mir besonders – hilft mir eher weniger)**
Herz 7	
Leber 2	
Magen 44	
Dickdarm 4	• Achtung: nicht während der Schwangerschaft drücken!
Dünndarm 5	
Dünndarm 19	
Galle 44	

Burnout-Syndrom

Das Burnout-Syndrom wird durch eine extreme Erschöpfung der Betroffenen gekennzeichnet. Dauerhafter Stress, mangelnde Entspannung und Ruhe sowie seelischer Kummer und psychische Belastung verursachen diesen Ausnahmezustand des Körpers. Die entstehenden Symptome reichen von Müdigkeit über Kopfschmerzen bis hin zu Depressionen und Panikattacken.Aus der Sicht der Traditionellen Chinesischen Medizin stellt das Burnout-Syndrom eine Störung von Leber und Herz sowie einen Mangel an Energie in den Nieren dar. Die Blockade in der Leber verursacht Symptome wie Schlafstörungen, Atembeschwerden, Magen-Darm-Beschwerden oder Schwindel. Die Niere hingegen verausgabt sich dauerhaft, wenn der Betroffene keine Balance zwischen Anspannung und Entspannung finden kann, wodurch es der Niere an Qi mangelt. Das Herz zeigt seine Störungen durch Ängste, zwischenmenschliche Probleme und Depressionen an. Das Burnout-Syndrom bringt die Ausgeglichenheit von Yin und Yang ins Schwanken. Es stört den freien Fluss des Qi und blockiert somit den Ablauf des Meridian-Systems. Die fünf Wandlungsphasen werden in ihrer Interaktion miteinander gestört, wodurch auch die einzelnen Organe unterversorgt werden und das innere System ins Stocken gerät. Zudem wirken sich die Beschwerden des Burnout-Syndroms auf der psychischen und sozialen Ebene des Betroffenen aus.

Das können Sie gegen die Beschwerden tun:

Behandlungsvorschläge	Durchführung
Entspannung	• Ausgleich von Arbeit, Stress und Anspannung durch Pausen, Erholung und Ruhe • Ausreichend Schlaf
Ernährungsumstellung	• Qualitativ hochwertige Lebensmittel mit einem hohen Nährstoffgehalt wählen • Verzicht auf: - Alkohol - Rauchen - stark verarbeitete Produkte und Fast Food
Psychotherapie	• Problem erkennen, akzeptieren und bereitwillig an einer Lösung arbeiten • Über persönliche Ängste, Probleme und Sorgen sprechen • Gefühle und Emotionen herauslassen und gehen lassen, statt sie zu fürchten und festzuhalten oder zu unterdrücken • Umgang mit Lebensumständen und auftretenden Problemen verbessern
Massagen	• Massagen zur Reduzierung von Anspannung und Stress auf körperlicher und geistiger Ebene
Bewegung	• Ausdauersportarten, wie Radfahren, Joggen oder Schwimmen • Regelmäßige Bewegung an der frischen Luft • Beruhigung und Harmonisierung des Geistes durch Yoga, Qi Gong oder Tai Chi

Die nun aufgezählten Akupressurpunkte können zur Behandlung von Burnout durch

- das gleichmäßige Drücken und anschließend
- das kreisende Drücken für je eine Minute in beide Richtungen

bearbeitet werden. Die genaue Lage können Sie mithilfe des Guides bestimmen.

Akupressurpunkt	Hinweise und Platz für eigene Notizen (z. B. hilft mir besonders – hilft mir eher weniger)
Niere 1	
Magen 36	• Auch zur Behandlung mit Moxibustion geeignet • Achtung: nicht während der Schwangerschaft drücken!
Herz-Kreislauf 6	
Ren Mai 6	• Auch zur Behandlung mit Moxibustion geeignet
Herz 7	

Depression

Eine depressive Verstimmung kann ihren Ursprung in körperlichen Leiden, wie der Störung der Organe oder des Gehirnstoffwechsels, aber auch in äußeren Umständen, wie der Umwelt, haben. Manchmal wird die Erkrankung durch Schicksalsschläge ausgelöst, wozu der Tod eines Mitmenschen, der Verlust der Arbeitsstelle und die Scheidung zählen. Menschen, die an Depressionen leiden, haben häufig mit psychischen Beschwerden zu kämpfen, wie dem Gefühl der Bedeutungs- und Sinnlosigkeit, der inneren Leere und der Verzweiflung. Traurigkeit, Angst und Schuld sind den Betroffenen nur allzu bekannt, denn sie befinden sich in einem Kreislauf, aus dem es schwer ist, zu entkommen.

Hier liegt ein deutliches Ungleichgewicht im Körper vor. Die starken Emotionen behindern die freie Zirkulation des Qi in den Meridianen, denn der Körper kann den Überschuss der Gefühle nur schlecht verdauen. Die dauerhafte Anspannung im Körper durch den Zustrom von Stress ist extrem belastend, sodass dieser dem Organismus wichtige Energie raubt. Ein Übermaß an Angst wirkt sich negativ auf die Nieren aus, den Lungen wird durch Traurigkeit geschadet, während zu viel Denken und Sorgen direkt die Milz angreifen und Wut die Leber beeinträchtigt. Das Herz wird durch starke Emotionen aller Art sowie Nervosität und innere Unruhe geschwächt. Ebenso kann diese Wechselwirkung auch andersherum betrachtet werden: Weisen die Nieren zum Beispiel ein Ungleichgewicht auf, nehmen Betroffene häufig starke Ängste wahr. Eine geschwächte und unterversorgte Leber hingegen lässt übermäßige Wut entstehen.

Das können Sie gegen die Beschwerden tun:

Behandlungsvorschläge	**Durchführung**
Entspannung	• Ausgleich von Arbeit, Stress und Anspannung durch Pausen, Erholung und Ruhe • Ausreichend Schlaf • Dinge tun, die Freude und Entspannung bereiten, wie kreative Tätigkeiten, ausgiebige Bäder, Gartenarbeit oder Singen
Ernährungsumstellung	• Qualitativ hochwertige Lebensmittel mit einem hohen Nährstoffgehalt wählen • Verzicht auf: - Alkohol - Rauchen - stark verarbeitete Produkte und Fast Food
Kräuter	• Johanniskraut als Tee, Tinktur, Kapseln oder als Alkoholextrakt • Ginseng • Reishi (Heilpilz) • Rhodiolia • Cordyceps (Heilpilz)

Psychotherapie	• Problem erkennen, akzeptieren und bereitwillig an einer Lösung arbeiten • Über persönliche Ängste, Probleme und Sorgen sprechen • Gefühle und Emotionen herauslassen und gehen lassen, statt sie zu fürchten und festzuhalten • Umgang mit Lebensumständen und auftretenden Problemen verbessern • Sich den Problemen stellen, statt sie mit Medikamenten zu ignorieren und zu unterdrücken
Massagen	• Massagen zur Reduzierung von Anspannung und Stress auf körperlicher und geistiger Ebene • Massage: - Vor der Massage warm duschen - Für mindestens 20 Minuten den Unterkörper kräftig streichend massieren: von der Kreuzgegend bis zu den Fußsohlen - Dafür die zu massierende Fläche in drei nebeneinanderliegende Bahnen teilen, um automatisch den Blasen-Meridian zu massieren
Bewegung	• Ausdauersportarten, wie Radfahren, Joggen oder Schwimmen • Regelmäßige Bewegung an der frischen Luft • Sonnenlicht tanken in der Natur • Beruhigung und Harmonisierung des Geistes durch Yoga, Qi Gong oder Tai Chi

Die nun aufgezählten Akupressurpunkte können zur Behandlung von Depressionen durch

- das gleichmäßige Drücken und anschließend
- das kreisende Drücken für je eine Minute in beide Richtungen

bearbeitet werden. Die genaue Lage können Sie mithilfe des Guides bestimmen.

Akupressurpunkt	**Hinweise und Platz für eigene Notizen (z. B. hilft mir besonders – hilft mir eher weniger)**
Ren Mai 15	
Magen 25	
Magen 36	• Achtung: nicht während der Schwangerschaft drücken!
Du Mai 20	
Milz-Pankreas 3	
Milz-Pankreas 6	• Achtung: nicht während der Schwangerschaft massieren!
Herz 3	• Besonders als natürliches „Antidepressivum" geeignet, da der Punkt Qi und Lebensfreude aktiviert
Leber 3	• Gegen den Uhrzeigersinn kreisend drücken zur Beseitigung von Energieblockaden, Achtung: Nicht für die Akupressur bei Schwächegefühl oder Energielosigkeit geeignet! (stattdessen den Punkt Milz-Pankreas 6 verwenden)

Lunge 1	• Besonders zur Behandlung in Fällen starker Trauer geeignet
Lunge 3	• Besonders zur Behandlung in Fällen starker Trauer geeignet
Lunge 7	• Besonders zur Behandlung in Fällen starker Trauer geeignet
Lunge 9	• Besonders zur Behandlung in Fällen starker Trauer geeignet

ERSCHÖPFUNG

Chronische Erschöpfung

Chronische Erschöpfung ist ein Zustand, der nicht plötzlich und unerwartet auftritt, sondern auslaugende Faktoren müssen sich dauerhaft im Leben eines Betroffenen etabliert haben, bevor sich die totale Erschöpfung zeigt. Anhaltender Zeitdruck und Stress sind die Ursachen Nummer eins für diese Beschwerden. Zudem führen negative Emotionen zu einer Schwächung der Nieren und einer übermäßigen Hitze im Körper. Unregelmäßige Schlafenszeiten, generell ausgelassene Ruhephasen während des Tages und Krankheiten sind weitere mögliche Ursachen. Chronische Erschöpfung beginnt laut der Traditionellen Chinesischen Medizin mit einem Mangel an Lebensenergie. Werden die ersten Symptome dann nicht behoben, weitet sich die Schwäche zu einem Yang-Mangel mit Kälte und einem schwachen Immunsystem aus. Die Spirale dreht sich tiefer und tiefer, bis ein ausgeprägter Mangel an Körpersubstanzen und -säften vorherrscht, der die totale Erschöpfung bringt.

Das können Sie gegen die Beschwerden tun:

Behandlungsvorschläge	**Durchführung**
Ernährungsumstellung	• Balance in der Ernährung finden • Bei übermäßiger Hitze – Vermeidung von: - scharfen Gerichten - zu heißen Mahlzeiten - fettigen Speisen - Alkohol - Rauchen • Bei übermäßiger Kälte – Vermeidung von: - kalten Getränken - zu viel Rohkost - Südfrüchten - Milchprodukten • Aufbauen von Yin durch: - Nüsse, Hülsenfrüchte und Samen - Gemüsesuppen - Leicht kühlende und befeuchtende Mahlzeiten - Mohrrüben, gekocht

	- Mungbohnen, Kichererbsen - Gedünstete Salate - Trockenfrüchte - Gewürze, wie Vanille, Kümmel, Koriander und (wenig) Salz
Änderung der Lebensweise	• Umgang mit Stress, negativen Emotionen und Lebensumständen verbessern • Zeit und Raum für Ruhe und Entspannung schaffen • Stress, Anspannung und Arbeit mit echten Pausen und Erholung ausgleichen • Feste Routine in den Alltag integrieren, die es erleichtert, Pausen auch wirklich einzuhalten • Klar abgegrenzte arbeitsfreie Zonen schaffen, zeitlich wie räumlich • Ausreichend Schlaf
Entspannung	• Warme Bäder zur Erholung • Meditation oder meditativer Sport, wie Yoga, Tai Chi oder Qi Gong
Massagen	• Ohrmassage zum Wachmachen: - Ohrläppchen durchkneten und langziehen - Ohr abklopfen - Ohrrand streichen und ausrollen - Ohrmuschel durchkneten und abstreichen • Handmassage: - Finger und Handfläche reiben, ausstreichen und durchkneten - Handgelenk kreisen - „Geisha-Griff": Drücken und Massieren der oberen Hälfte des kleinen Fingers mit dem Daumennagel derselben Hand für etwa dreißig Sekunden, beide Hände massieren gleichzeitig • Klopfen der Thymusdrüse zur Aktivierung des Kreislaufs: - Direkt unter der Mulde am unteren Hals sanft für etwa dreißig Sekunden mit den Fingerspitzen klopfen

Die nun aufgezählten Akupressurpunkte können zur Behandlung von chronischer Erschöpfung durch

- das gleichmäßige Drücken und anschließend
- das kreisende Drücken für je eine Minute in beide Richtungen

bearbeitet werden. Die genaue Lage können Sie mithilfe des Guides bestimmen.

Akupressurpunkt	**Hinweise und Platz für eigene Notizen (z. B. hilft mir besonders – hilft mir eher weniger)**
Lunge 9	•
Herz-Kreislauf 8	•

Niere 1	•
Niere 27	•
Magen 36	• Achtung: nicht während der Schwangerschaft drücken!
Ren Mai 6	• Achtung: nicht während der Schwangerschaft drücken!

Müdigkeit

Müdigkeit wirkt sich auf den ganzen Tagesablauf aus, denn sie bringt meist auch Konzentrationsschwäche, Kopfschmerzen und Reizbarkeit mit sich. Diese Beschwerden treten häufig aufgrund von einer starken physischen oder psychischen Belastung sowie Stress, Krankheiten oder Vergiftungen auf. Müdigkeit geht mit Erschöpfung einher und zeigt, dass es dem Körper an Kraft fehlt und er eine Schwäche aufweist. Aus der Sicht der Traditionellen Chinesischen Medizin sind besonders die Milz und das Herz von einem Qi- und Yang-Mangel betroffen, was die Vergesslichkeit, die Konzentrationsbeschwerden und die Schlaflosigkeit beziehungsweise ein großes Schlafbedürfnis erklärt. Zudem können die Leber und die Milz in einer Disharmonie zueinander stehen, was zu einem Mangel an Blut sowie einem Überschuss an Feuchtigkeit und Hitze in dem häufig gereizten Betroffenen führt. Eine weitere Ursache liegt in dem Yin- oder Yang-Mangel von Milz oder Nieren.

Das können Sie gegen die Beschwerden tun:

Behandlungsvorschläge	**Durchführung**
Ernährungsumstellung	• Bekömmliche Mahlzeiten konsumieren, die dem Körper für die Verdauung nicht zu viel Energie rauben • Vermeidung von: - zu kalten Speisen und Getränken - Kaffee und Alkohol - Zucker - Milchprodukten
Schlafmanagement	• Feste Schlafroutine entwickeln, um eine nächtliche Erholung und Regeneration zu ermöglichen • Während des Tages an der frischen Luft bewegen, gegebenenfalls Ausdauersport betreiben • Minimal zwei Stunden vor dem Schlafengehen die letzte Mahlzeit essen • Nicht zu spät ins Bett gehen • Kein Telefon oder Computer vor dem Schlafengehen benutzen • Vor dem Schlafengehen für Entspannung sorgen, zum Beispiel durch ein angenehmes Bad oder eine beruhigende Massage
Massagen	• Ohrmassage zum Wachmachen: - Ohrläppchen durchkneten und langziehen - Ohr abklopfen

	- Ohrrand streichen und ausrollen - Ohrmuschel durchkneten und abstreichen • Handmassage: - Finger und Handfläche reiben, ausstreichen und durchkneten - Handgelenk kreisen - „Geisha-Griff": Drücken und Massieren der oberen Hälfte des kleinen Fingers mit dem Daumennagel derselben Hand für etwa dreißig Sekunden, beide Hände massieren gleichzeitig - Klopfen der Thymusdrüse zur Aktivierung des Kreislaufs: - Direkt unter der Mulde am unteren Hals sanft für etwa dreißig Sekunden mit den Fingerspitzen klopfen

Die nun aufgezählten Akupressurpunkte können zur Behandlung von Müdigkeit durch

- das gleichmäßige Drücken und anschließend
- das kreisende Drücken für je eine Minute in beide Richtungen

bearbeitet werden. Die genaue Lage können Sie mithilfe des Guides bestimmen.

Akupressurpunkt	**Hinweise und Platz für eigene Notizen (z. B. hilft mir besonders – hilft mir eher weniger)**
Milz-Pankreas 6	
Milz-Pankreas 9	
Herz-Kreislauf 6	
Blase 20	
Blase 65	
Lunge 7	
Dickdarm 4	• Achtung: nicht während der Schwangerschaft drücken!
Dickdarm 10	
Magen 36	• Besonders zur Behandlung von Müdigkeit nach dem Essen geeignet • Achtung: nicht während der Schwangerschaft drücken!
Niere 9	
Du Mai 4	
Du Mai 20	
Ren Mai 6	• Besonderer Punkt, da er der Sitz der Vitalität und Lebenskraft ist • Achtung: nicht während der Schwangerschaft drücken!

Schlafstörungen

Schlafstörungen sind ernst zu nehmen, denn während dieser dringend benötigten Ruhephase regeneriert der Körper und tankt neue Kraft. Entfällt diese Heilungspause, sind die inneren Organe der dauerhaften Anspannung erlegen, ohne die Zeit zu haben, herunterzufahren und auftretende Ungleichgewichte problemlos zu beseitigen. Können wir nicht schlafen, nehmen wir schnell Beschwerden, wie Konzentrationsstörungen, Gereiztheit, Nervosität und einen Mangel an Leistungsfähigkeit, wahr. Gemäß der Traditionellen Chinesischen Medizin sind Schlafstörungen das Resultat einer Störung während des Wechsels von Yang zu Yin, wenn also Ruhe die Aktivität ablösen soll. So kann das Herz nicht in die Entspannungsphase übergehen und ohne die Yin-Phase, die in der Nacht stattfindet, kann kein Schlaf gefunden werden. Ein Mangel an Yin behindert die Beruhigung des Geistes, die Regeneration des Körpers, das Reparieren der Zellen und die Stärkung des Immunsystems, was eigentlich während des Schlafens geschehen sollte. Für einen ausgiebigen Schlaf benötigen wir Yin-Energie. Entsteht allerdings ein Mangel, so ist vor allem das Herz betroffen. Dieses Organ steht vor allem für Aktivität, Freude und Lebendigkeit, es wird also von Yang dominiert, doch die kleinste Yin-Schwäche macht sich hier sofort bemerkbar. Das Herz reagiert augenblicklich mit großer Erschöpfung, Unruhe, Flatterhaftigkeit und Nervosität – die Killer des Einschlafens.

Das können Sie gegen die Beschwerden tun:

Behandlungsvorschläge	**Durchführung**
Schlafmanagement	• Beruhigende und entspannende Tätigkeiten vor dem Schlafengehen, sodass ein gleitender Wechsel von der Yang-Aktivität des Tages zur Yin-Beruhigung während der Nacht geschieht • Das Essen spätestens zwei Stunden vor dem Schlafengehen beenden, damit die größte Verdauungsarbeit bereits vor der Nachtruhe geschehen ist • Keine elektrischen Geräte, wie Laptop und Telefon, mindestens zwei Stunden vor dem Schlafengehen benutzen • Einen klaren und gleichmäßigen Schlaf-Wach-Rhythmus in den Alltag integrieren • Befreiung des Schlafzimmers von störenden Faktoren • Erfahrungsgemäß eignen sich harte Matratzen zum Schlafen besser • Schlafzimmer muss ruhig und dunkel sein mit einer Temperatur von ca. 14 °C bis 18 °C mit möglichst viel frischer Luft • Aufbau einer vertrauten, sicheren und geborgenen Atmosphäre im Schlafzimmer • Kein Konsum von aufputschenden Substanzen, wie Drogen, koffeinhaltige Getränke oder Medikamente • Erlernen von einfachen Techniken zum besseren Einschlafen, wie zum Beispiel das Autogene Training oder die Progressive Muskelentspannung (Jacobson)

Entspannung	• Warmes Bad mit Kräutern oder ätherischen Ölen vor dem Schlafengehen • Warmes Fußbad vor dem Schlafengehen • Meditation zur Beruhigung des Geistes
Bewegung	• Tagsüber viel Bewegung an der frischen Luft und in der Sonne in der Natur • regelmäßig intensivere Sportarten ausleben – schwitzen und auspowern
Massage	• Massage etwa eine Stunde vor dem Schlafengehen • vor der Massage warm duschen • Fußmassage: - Fuß- und Fersenmitte, Punkte Niere 1, Niere 6 und Milz-Pankreas 6 massieren • Bei Bluthochdruck: - Je 100-maliges Klopfen auf jede Fußsohle mit Faust oder Fingerkuppen • Moxibustion: - Lokale Erwärmung der Punkte Milz-Pankreas 3 und Milz-Pankreas 6

Die nun aufgezählten Akupressurpunkte können zur Behandlung von Schlafstörungen durch

- das gleichmäßige Drücken und anschließend
- das kreisende Drücken für je eine Minute in beide Richtungen

bearbeitet werden. Die genaue Lage können Sie mithilfe des Guides bestimmen.

Akupressurpunkt	**Hinweise und Platz für eigene Notizen (z. B. hilft mir besonders – hilft mir eher weniger)**
Herz 7	
Herz-Kreislauf 6	
Niere 1	
Niere 6	
Milz-Pankreas 3	• Zur Moxibustion geeignet
Milz-Pankreas 6	• Zur Moxibustion geeignet • Achtung: nicht während der Schwangerschaft drücken!
Blase 10	
Blase 15	
Gallenblase 20	
Ren Mai 15	
Ren Mai 17	
Magen 45	•

Leistungsschwäche

Leistungsschwäche wird meist von Konzentrationsstörungen, Vergesslichkeit, einem verwirrten Geist und Müdigkeit begleitet. Aber auch auf der körperlichen Ebene kann sich Leistungsschwäche in Form von Kraftlosigkeit, fehlender Ausdauer und mangelnder Flexibilität zeigen. Gemäß der Traditionellen Chinesischen Medizin liegt hier ein Mangel an Qi vor. Das Gehirn, aber auch die Muskeln werden aufgrund einer Blockade in den Meridianen nicht mit genügend Energie versorgt, wodurch sie nicht effizient arbeiten. Die Ursachen für eine Leistungsschwäche können in einer nährstoffarmen Ernährung, dauerhaftem Stress, psychischen Belastungen oder körperlicher Überlastung liegen.

Das können Sie gegen die Beschwerden tun:

Behandlungsvorschläge	Durchführung
Erholung	• Pausen und Entspannung als Möglichkeit, um Kraft zu tanken und die Energien zu sammeln • Ausgleich zu Arbeit, Stress und Anspannung finden • Viel Bewegung an der frischen Luft in der Natur
Ernährungsumstellung	• Energiespendende Lebensmittel wählen • Bekömmliche und einfache Mahlzeiten zubereiten, die nicht zu viel Energie für die Verdauung benötigen
Meridian-Stretching	• Beseitigung von Energieblockaden in den Meridianen durch bestimmte Dehnübungen • Herz-Kreislauf-Stretching: - Im Schneidersitz mit überkreuzten Armen die Hände auf den Knien ablegen - Mit dem Ausatmen nach vorne beugen, dabei die Ellenbogen beugen - Einige Atemzüge halten, dann die gleiche Übung mit den Armen andersherum überkreuzt durchführen • Nieren-Blasen-Stretching: - Besonders bei Erschöpfung, Überlastung oder nach Krankheiten zur Kräftigung - Im Langsitz beide Arme nach oben ausstrecken und Hände verschränken - Mit dem Ausatmen den Oberkörper nach vorn über die Beine neigen - Die Hände bestenfalls zu den Füßen strecken - Nach der Übung auf den Rücken legen und für etwa zwei Minuten entspannen

Die nun aufgezählten Akupressurpunkte können zur Behandlung von Leistungsschwäche durch

- das gleichmäßige Drücken und anschließend
- das kreisende Drücken für je eine Minute in beide Richtungen

bearbeitet werden. Die genaue Lage können Sie mithilfe des Guides bestimmen.

Akupressurpunkt	**Hinweise und Platz für eigene Notizen (z. B. hilft mir besonders – hilft mir eher weniger)**
Ren Mai 4	
Ren Mai 5	
Ren Mai 6	• Besonderer Punkt, da er der Sitz der Vitalität und Lebenskraft ist • Achtung: nicht während der Schwangerschaft drücken!

MENSTRUATIONSBESCHWERDEN

Menstruationsschmerzen (Dysmenorrhoe) und Prämenstruelles Syndrom (PMS)

Bei Frauen können sich Regelbeschwerden vor, während und nach der monatlichen Menstruationsblutung zeigen, meist geschieht das in Form von Schmerzen und Krämpfen im Unterleib. Bei diesen schmerzhaften Verspannungen spricht man von der **Dysmenorrhoe**, bei der sich die Gebärmutter durch ein Zusammenziehen von der Schleimhaut befreit.

Das **prämenstruelle Syndrom** ist eine Erkrankung, die durch besonders starke Symptome etwa zwei Wochen bis zum Eintreten der Regelblutung begleitet wird. Neben den Schmerzen im unteren Bauch, Übelkeit, Kopfschmerzen, Kreislaufproblemen, Verdauungsbeschwerden und Hautunreinheiten nehmen Betroffene zudem Anzeichen einer Depression wahr, dazu zählen Traurigkeit, Stimmungsschwankungen, Ängstlichkeit, Konzentrationsstörungen und Interesselosigkeit. Die Ursache der Menstruationsschmerzen kann in einem Ungleichgewicht des Hormonhaushaltes, einem Magnesiummangel, einer Übersäuerung und Stress liegen. Schmerzen und Krämpfe während der Menstruation stehen laut der Traditionellen Chinesischen Medizin für ein Übermaß an Kälte und Feuchtigkeit im Körper und ein Ungleichgewicht zwischen Yin und Yang. Wenn die Milz oder die Leber geschwächt sind, kann dies ebenfalls zu Beschwerden während der Regelblutung führen, ebenso wie ein Mangel an Blut und Qi. Sollten die Schmerzen vor dem Einsetzen der Blutung und während der ersten Zeit am schlimmsten sein, scheint eine Fülle an innerer Hitze der Grund dafür zu sein. Wenn das Blut dann herausfließen kann, legen sich damit auch die Beschwerden.Im Gegensatz dazu können die Schmerzen auch zum Ende der Periode am schlimmsten sein. Dann handelt es sich um eine Leere der Yin-Energie. Mit dem Bluten verliert der Körper Substanz, also Yin, wodurch er erschöpft, geschwächt und auf energetischer Ebene geleert ist.

Das können Sie gegen die Beschwerden tun:

Behandlungsvorschläge	**Durchführung**
Ernährungsumstellung	• Basische Lebensmittel wählen • Vermeidung von: - Salz - Kaffee und Alkohol - Rauchen
Kräuter	• Mönchspfeffer gegen Spannungen und Schmerzen in den Brüsten • Johanniskraut gegen depressive Verstimmung • Baldrian und Melisse gegen Schlafstörungen, Nervosität und innere Unruhe
Entspannung	• Vermeidung von sportlichen Aktivitäten und Stress • Ruhe und Erholung • Ausreichend Schlaf • Entspannungsübungen • Meditation • Sanfte Massage des Körpers, insbesondere des unteren Bauches und der Meridiane • Wärmezufuhr durch Bäder, Wärmflaschen oder feuchte und warme Bauchwickel
Bewegung	• Regelmäßige sportliche Aktivitäten • Ausgiebige Spaziergänge an der frischen Luft

Die nun aufgezählten Akupressurpunkte können zur Behandlung von Menstruationsschmerzen durch

- das gleichmäßige Drücken und anschließend
- das kreisende Drücken für je eine Minute in beide Richtungen

bearbeitet werden. Die genaue Lage können Sie mithilfe des Guides bestimmen.

Akupressurpunkt	**Hinweise und Platz für eigene Notizen (z. B. hilft mir besonders – hilft mir eher weniger)**
Milz-Pankreas 6	• Bereits einige Tage vor der erwarteten Menstruation beziehungsweise beim Eintreten der Beschwerden massieren
Leber 3	• Bereits einige Tage vor der erwarteten Menstruation beziehungsweise beim Eintreten der Beschwerden massieren
Dickdarm 4	• Besonders zur Behandlung von Beschwerden des Prämenstruellen Syndroms geeignet

Ren Mai 4	• Besonders zur Behandlung von Beschwerden des Prämenstruellen Syndroms geeignet
Ren Mai 5	• Besonders zur Behandlung von Beschwerden des Prämenstruellen Syndroms geeignet
Ren Mai 6	• Besonders zur Behandlung von Beschwerden des Prämenstruellen Syndroms geeignet

Zyklusstörungen und unregelmäßige Periode (Metrorrhagie)

Ist der natürliche Zyklus einer Frau gestört, kann sich das in einer vorzeitigen oder verzögerten Menstruation zeigen. Auch die Länge der Blutung an sich kann besonders kurz oder sehr lang ausfallen und somit eine Unregelmäßigkeit anzeigen. Ein normaler weiblicher Zyklus dauert in etwa 28 Tage, wovon drei bis sechs Tage mit der Regelblutung verbracht werden. Durchläuft die Betroffene den weiblichen Zyklus in unter 24 Tagen, so spricht man von einem **verkürzten Zyklus**. Laut der Traditionellen Chinesischen Medizin liegt hier ein Mangel an Qi in der Milz vor oder es befindet sich eine übermäßige Hitze im Blut. Letzteres verursacht Unruhe im Blut und führt somit zu **Unregelmäßigkeiten in der Periode**. In diesem Fall stagniert das Qi in der Leber, was eine unregelmäßige Menstruation verursacht, die immer mal wieder zu früh und dann wieder zu spät kommt. Ereignen sich die Monatsblutungen zu früh, laugt das den Körper auf Dauer hinweg aus, denn es entzieht ihm Energie und Substanz. Ein **verlängerter Zyklus** liegt vor, wenn dieser über 35 Tage lang anhält. Hier liegt eine Störung des Blutes vor, denn es existiert ein Mangel beziehungsweise eine Stagnation dieser Körperflüssigkeit.

Das können Sie gegen die Beschwerden tun:

Behandlungsvorschläge	Durchführung
Ernährungsumstellung	• Gekochtes Frühstück und eine weitere warme Mahlzeit pro Tag zum Aufbau des Milz-Qi bei einem verkürzten Zyklus • Reis und gekochte Mohrrüben für die Stärkung des Milz-Qi • Vermeidung von: - Rohkost - Milchprodukten - Brot
Entspannung	• Ausreichend Schlaf (vor Mitternacht ins Bett gehen) • Erholung als Ausgleich von Anstrengung und Arbeit
Allgemein	• Ausgeglichener Lebensstil mit regelmäßigen Mahlzeiten und genügend Schlaf zur Beruhigung einer unregelmäßigen Menstruation

Die nun aufgezählten Akupressurpunkte können zur Behandlung von Zyklusstörungen durch

- das gleichmäßige Drücken und anschließend
- das kreisende Drücken für je eine Minute in beide Richtungen

bearbeitet werden. Die genaue Lage können Sie mithilfe des Guides bestimmen.

Akupressurpunkt	**Hinweise und Platz für eigene Notizen (z. B. hilft mir besonders – hilft mir eher weniger)**
Milz-Pankreas 1	
Milz-Pankreas 4	
Milz-Pankreas 8	
Milz-Pankreas 10	
Magen 36	
Ren Mai 6	
Leber 3	
Niere 3	

Ausbleibende Periode (Amenorrhoe)

Erfolgt auf Dauer keine Regelblutung, deutet das auf eine Störung im Organismus hin. Diese kann durch starken Stress und psychische Belastungen hervorgerufen werden.

Eine ausbleibende Menstruation deutet auf einen starken Mangel der Yin-Energie in der Leber und den Nieren hin. Hier achtet die Traditionelle Chinesische Medizin darauf, mit ihren Behandlungen den Zufluss von Qi und Blut zu den Eierstöcken anzuregen. Das Ungleichgewicht, das eine ausbleibende Periode verursacht, liegt hauptsächlich in den Ovarien, die geschwächt sind und deshalb Störungen in der Hormonproduktion herbeiführen. Die männlichen und weiblichen Hormone, also das Yin und Yang, müssen sich wieder ausgleichen, damit die Eierstöcke ihre Arbeit richtig ausführen und für eine natürliche Menstruation sorgen.

Das können Sie gegen die Beschwerden tun:

Behandlungsvorschläge	**Durchführung**
Allgemein	• Absetzen der Antibaby-Pille zur Wiederherstellung des natürlichen Zyklus und Hormonhaushaltes • Bis die Balance wiederhergestellt ist, kann einige Zeit vergehen
Ernährungsumstellung	• Regelmäßige Mahlzeiten zur Vermeidung von Heißhungerattacken und Überessen • Vermeidung von: - Alkohol und Kaffee - Fleisch - Milchprodukten

	- Zucker - Brot
Entspannung	• Reduzierung von Stress durch entspannende Tätigkeiten • Genügend Schlaf • Sanfte und anregende Massagen • Ausgleich von Arbeit und Anspannung

Die nun aufgezählten Akupressurpunkte können zur Behandlung von einer ausbleibenden Periode durch

- das gleichmäßige Drücken und anschließend
- das kreisende Drücken für je eine Minute in beide Richtungen

bearbeitet werden. Die genaue Lage können Sie mithilfe des Guides bestimmen.

Akupressurpunkt	Hinweise und Platz für eigene Notizen (z. B. hilft mir besonders – hilft mir eher weniger)
Gallenblase 43	
Milz-Pankreas 3	
Leber 3	

Blutungsstörungen: Schwache oder zu starke Blutungen, Schmierblutungen, stockende Blutung

Zu den Regelbeschwerden während der monatlichen Menstruation gehören alle Störungen, die die Blutung an sich betreffen. Dazu zählen zum Beispiel die schwache oder zu starke Blutung, aber auch Schmierblutungen und eine stockende Blutung zeigen eine Disharmonie im menschlichen Körper an.

Eine **schwache Blutung** deutet laut der Traditionellen Chinesischen Medizin auf eine Schwäche oder eine Stagnation hin. Das Problem kann hier bei dem mangelnden Aufbau der Gebärmutterschleimhaut liegen, aber auch eine Blockade von Qi und Blut könnte verursachen, dass die Gebärmutter nicht korrekt abblutet.

Bei einer **starken Blutung** hingegen kann es sich neben der Schwäche des Qi und der Stagnation des Blutes auch um eine übermäßige Hitze im Körper handeln. Entweder der Organismus nutzt den starken Blutfluss, um Gifte und körperschädigende Substanzen auszuscheiden, oder das Blut kann nicht mehr gehalten werden. Diese Unregelmäßigkeit der Regelblutung zeigt häufig einen Mangel an Lebensqualität und einen Verlust an Lebensenergie an.

Schmierblutungen vor der Regel stehen in einem engen Zusammenhang mit einer Schwäche, genauer der des Hormons Progesteron. Geschehen sie während der Regelblutung, so könnte dies ein Mangel an Östradiol sein. Ist das Blut bräunlich gefärbt, vorwiegend zu Beginn der Menstruation, so zeigt dies einen Mangel an Qi an.

Eine **stockende Blutung** deutet, wie der Name schon verrät, auf eine Blockade des Qi. Auch das Blut scheint nicht richtig und nicht frei fließen zu können.

Das können Sie gegen die Beschwerden tun:

Behandlungsvorschläge	Durchführung
Ernährungsumstellung	• Bekömmliche Nahrung, die nicht zu viel Energie zur Verdauung benötigt • Regelmäßige Mahlzeiten essen • Mindestens zwei gekochte Mahlzeiten am Tag mit viel Gemüse zubereiten • Vermeidung von: - Alkohol und Kaffee - Fleisch - Zucker - Milchprodukten - Brot - kalten Lebensmitteln, wie Essen aus dem Kühlschrank, Rohkost, Südfrüchte und kalte Getränke bei zu viel Kälte im Körper - scharfen Gewürzen bei zu viel Hitze im Körper (starke Blutung)
Kräuter	• Tee aus Frauenmantel, Schafgarbe und Pfefferminze zur Lösung von Stagnationen • Einnahme ab einer Woche vor dem Beginn der Blutung • Zwei Tassen pro Tag • Hirtentäschel und Schafgarbe bei starken Blutungen
Allgemein	• Umgang mit Stress, Anspannung und Konflikten verbessern • Ausgleich von Arbeit mit Entspannung • Gleichmäßige Alltagsroutine und regelmäßigen Lebensrhythmus aufbauen

Die nun aufgezählten Akupressurpunkte können zur Behandlung von Blutungsstörungen durch

- das gleichmäßige Drücken und anschließend
- das kreisende Drücken für je eine Minute in beide Richtungen

bearbeitet werden. Die genaue Lage können Sie mithilfe des Guides bestimmen.

Akupressurpunkt	Hinweise und Platz für eigene Notizen (z. B. hilft mir besonders – hilft mir eher weniger)
Milz-Pankreas 3	
Milz-Pankreas 8	
Milz-Pankreas 10	
Leber 3	
Magen 36	• Besonders zur Behandlung bei schwacher Blutung geeignet

Gesundheitsprävention mit Akupressur

Körper und Geist in Balance bringen

KÖRPER UND GEIST ALS UNTRENNBARE EINHEIT

Wenn der Mensch in seiner Gesamtheit betrachtet wird, wie es auch die Traditionelle Chinesische Medizin tut, so können wir physische Beschwerden und psychische Erkrankungen nicht klar trennen. Körper und Geist sind fest miteinander verbunden, sodass bei einer Diagnose keiner der beiden Bereiche vernachlässigt oder sogar ausgeschlossen werden kann. Wenn eine Ebene von einer Störung betroffen ist, wirkt sich dies automatisch auf das gesamte System aus, denn alles ist miteinander eng verknüpft. Die Organe des Körpers sind genauestens aufeinander abgestimmt und verbunden, sodass jede Fehlfunktion weitergeleitet wird und durch das gesamte Gewebe ausgeglichen werden muss. Der Organismus wird durch den Geist geregelt, was genauer bedeutet, dass unsere Gedanken und Gefühle sowie unsere Wahrnehmungen und Weltanschauungen einen großen Einfluss darauf haben, wie wir uns fühlen und ob wir gesund sind.

Psychosomatische Beschwerden

Der Begriff der Psychosomatik findet seinen Ursprung in der griechischen Sprache, wobei ‚*Psyche*' für „Seele, Atem oder Hauch" steht und ‚*Soma*' mit „Körper" übersetzt werden kann. Psychosomatische Beschwerden sind also Krankheiten auf der körperlichen Ebene, die durch die Psyche, also Gefühle und Emotionen, ausgelöst wurden. Bei dieser Betrachtungsweise werden Körper und Geist als eine untrennbare Einheit gesehen. Wenn eine Krankheit festgestellt wird, so stellt sich automatisch die Frage, welche Gedankenmuster diese ausgelöst oder zumindest begünstigt haben. Das erschwert zwar die Behandlung, denn mit der Psyche zu arbeiten, gestaltet sich oft als eine Herausforderung – doch mit der Psychosomatik wird die Wurzel des Problems angegangen, es wird also tatsächlich nach der Ursache gesucht. Solange diese nicht gefunden und behoben wurde, können auch die besten Medikamente und Heilmethoden den Menschen nicht heilen, denn die Blockade wird immer wieder auftreten, solange die Quelle der Störung nicht beseitigt wurde. Der Patient muss willens sein, an sich und seiner Lebensweise zu arbeiten, um gesund zu werden, und dies erfordert Ehrlichkeit mit sich selbst, Mut für den Blick nach innen und Disziplin zur Beseitigung der persönlichen Schattenseiten. Die innere Arbeit ist hier ein wichtiger Aspekt des Heilungsprozesses.

Die Traditionelle Chinesische Medizin ist sich diesem Zusammenhang zwischen dem Physischen und Psychischen bewusst. Auch sie weiß, dass Beschwerden wie Asthma und Bronchitis, Kopfschmerzen und Migräne, Herzerkrankungen, Verdauungsbeschwerden, Hautprobleme, Schmerzen jeglicher Art, Schlafstörungen, Schwindel, Blutdruckabweichungen und vieles mehr psychosomatischer Herkunft sein können. Starke Gefühle, wie Wut, Hass, Zorn, Frustration oder Trauer, beeinflussen die Funktionsfähigkeit des Körpers enorm, ebenso wie negative Überzeugungen, Glaubensmuster und unverarbeitete traumatische Erlebnisse. Die Organe und das innere Gleichgewicht reagieren sofort auf diese Art von Veränderungen und verbessert sich der geistige Zustand auf Dauer nicht, so leidet der gesamte Organismus darunter. Das zeigt sich in körperlichen Erkrankungen aller Art mit schmerzhaften Symptomen, die Unwohlsein auslösen. Bei den meisten Menschen würde der erste Griff zu den westlichen Medikamenten gehen. Diese mögen zwar kurzzeitig physische Symptome unterdrücken, doch da die Ursache damit nicht behoben wird, werden früher oder später die Beschwerden wieder auftauchen. Hier wird deutlich, wie wichtig es ist, die Ganzheitlichkeit des Menschen anzuerkennen, um wahrlich gesund zu werden.

Gemäß der Traditionellen Chinesischen Medizin gehen die Organe des Körpers nicht nur ihren materiellen Aufgaben nach, sondern auch den energetischen. Zu ihren täglichen Funktionen gehören ebenso die Speicherung und der Transport des Qi. Da auch Gedanken und Emotionen aus Energie bestehen, nehmen sie Einfluss auf diese Ebene.

Die klassische Lehre schreibt jedem Organ gewisse geistige und seelische Aspekte zu. Die folgende Tabelle veranschaulicht eben diese Zusammenhänge zwischen den physischen und psychischen Aufgaben der Bereiche des Körpers.

Organ-system	Körperliche Ebene		Geistige Ebene	
	Funktionen	**Mögliche Beschwerden**	**Funktionen**	**Mögliche Beschwerden**
Nieren	• Umwandlung von Wasser • Reinigung des Blutes	• Störungen während des Urinierens • Entstehung von Ödemen • Übergewicht • Erschöpfung	• Speicherung des Lebensfeuers, das den Organismus wärmt, Energie für alle Abläufe liefert und aufrichtet • Beherbergung des Seelen-Geist-Aspektes „Zhi“: steht für Willenskraft, Festigkeit und Standvermögen • Zugeordnete Emotion: Angst	• Schwacher Wille • Innere Erstarrung • Sexuelle Unlust • Mangel an Standhaftigkeit • Mangel an Durchhaltevermögen • Übermaß an Ängstlichkeit oder Unfähigkeit, Angst zu empfinden und auszudrücken (Wagemut)
Leber	• Transport des Qi nach oben • Gleichmäßige Verteilung des Blutes • Beeinflussung der Gebärmutter	• Migräne • Verdauungsbeschwerden • Menstruationsschmerzen • Hoher Blutdruck	• Beherbergung des Seelen-Geist-Aspektes „Hun“: steht für Durchsetzung, Kampf, Fortschritt, Expansion und Selbstverwirklichung • Inneres und äußeres Sehen: Visionen und Pläne • Zugeordnete Emotion: Wut	• Frustration • Aggression • Übermaß an Wut oder Unfähigkeit, Wut zu empfinden und auszudrücken • Reizbarkeit • Schlafstörungen • Alpträume • Chaotische Gefühle • Stress • Anspannung
Lunge	• Aufnahme von Sauerstoff • Anreichung des Blutes mit Sauerstoff	• Anfälligkeit für Erkältungen • Lungenerkrankungen • Allergien	• Beherbergung des Seelen-Geist-Aspektes „Po“: steht für Aufrechterhaltung der Funktionen und des Bewusstseins des Körpers • Lunge als Brücke zwischen Körper und Himmel: Inspiration, Bewusstsein um die Einheit mit allem und die Zusammenhänge des Universums	• Tendenz zur Melancholie • Mangel an Kontaktfreudigkeit und -fähigkeit • Vereinsamung • Übermaß an Trauer oder Unfähigkeit, Trauer zu empfinden und auszudrücken

			• Zugeordnete Emotion: Trauer	
Milz	• Regulierung der Verdauung • Aufnahme, Umwandlung der Nahrung • Bereitstellung der Energie	• Verdauungsbeschwerden • Müdigkeit • Trägheit	• Aufnahme von Emotionen und äußeren Informationen, die verdaut, sortiert und verarbeitet werden • Beherbergung des Seelen-Geist-Aspektes „Yi“: steht für das Denken • Zugeordnete Emotion: Sorgen	• Ziellosigkeit • Grübeln • Kreisende Gedanken • Unnötige Sorgen machen • Konzentrationsstörungen
Herz	• Verteilung des Blutes	• Herzerkrankungen • Herzschmerzen • Zirkulationsstörungen des Blutes	• Herz als der „Kaiser“: der Herrscher über das Lebendige • Verbindung von unseren persönlichen Erfahrungen, Ahnen, körperlichen Konstitutionen, Ernährung, äußeren Einflüssen mit dem Universum • Kommunikation • Beherbergung des Seelen-Geist-Aspektes „Shen“: steht für das innere Licht • Zugeordnete Emotion: Freude	• Mangel an Klarheit des Geistes • Unruhe • Rastlosigkeit • Schlafstörungen • Probleme mit der Kommunikation (zu viel oder zu wenig sprechen) • Fehlender sozialer Kontakt • Suche nach Kommunikation und Kontakten • Unfähigkeit, allein zu sein • Übermaß an Freude oder Unfähigkeit, Freude zu empfinden und auszudrücken

Was bedeutet dieses Wissen nun für die Gesundheitsprävention mithilfe der Akupressur? Wir sollen uns mit unserem Lebensstil auseinandersetzen, noch bevor sich eine Disharmonie im Körper einnisten kann und großen Schaden anrichtet. Wenn Beschwerden auftreten, ist das ein Anzeichen dafür, dass wir uns zu wenig um uns und unseren Körper gekümmert haben, und es ist höchste Eisenbahn, dies zu ändern. Machen Sie die Gesundheit zu Ihrer Priorität im Alltag, bevor Sie die dicke Rechnung in Form einer schweren Krankheit erhalten und es möglicherweise zu spät sein könnte. Die Akupressur ist hier ein wirksames Mittel gegen die täglichen Herausforderungen wie Stress, Anspannung und Mangel an Lebensenergie. Therapieren Sie stets die psychische Ebene zusammen mit der physischen. Wenn Sie die untrennbare Einheit Ihres Körpers und Geistes beachten, werden Sie große Erfolge in der Gesundung und der Gesundheitserhaltung verzeichnen.

STRESS REDUZIEREN

Stress ist eine der Hauptursachen für Beschwerden und Krankheiten aller Art. Leider ist er mittlerweile ein ständiger Gefährte für die meisten Menschen, die in der hektischen westlichen Gesellschaft leben, sodass wohl jeder mehr oder weniger Stress am Tag erlebt. Demnach ist es immer gut, etwas herunterzufahren und mithilfe von Akupressur den Stress zu reduzieren, egal, ob es sich dabei um einen jungen Schüler oder einen erfahrenen Unternehmer handelt. Ob beim Aufstehen, wenn wir von einem Termin zum nächsten hetzen oder uns gewisse Aufgaben zu schaffen machen – all diese Momente der Überforderung, der Anspannung und des Zeitdrucks stimulieren unseren Organismus zur Ausschüttung von Stresshormonen. Wir befinden uns in einem Ausnahmezustand, denn der Körper läuft auf Hochtouren, um in der Gefahrensituation auch ja die richtige Entscheidung treffen zu können. Dennoch ist Stress unvermeidlich und ein Teil des Lebens. Er ist ein wertvoller Überlebensmechanismus – doch Druck wird zerstörerisch, wenn er dauerhaft anhält und nicht entweichen kann. Negativer Stress, der immer wieder erfahren wird und den kompletten Alltag des Betroffenen dominiert und regiert, wird früher oder später sicht- und fühlbar als Erkrankung des Organismus. Gemäß der Traditionellen Chinesischen Medizin hemmt Stress den freien Fluss der Lebensenergie. Zudem wird er dem Yang zugeschrieben, weshalb wir an unserem Körper Veränderungen wie einen erhöhten Blutdruck und Muskeltonus sowie eine erhöhte Atemfrequenz und Wachsamkeit bemerken. Gleichzeitig wird die Energie aus dem Verdauungstrakt und den Sexualorganen gezogen. Hält das Yang allerdings an und dominiert es den Alltag, entsteht laut der chinesischen Heillehre Hitze und Leere im Körper. Zu diesem Zeitpunkt treten die klassischen Stresssymptome auf, dazu zählen unter anderem Schlafbeschwerden, Unruhe, Reizbarkeit, Bluthochdruck, Herzrhythmusstörungen und vieles mehr. Wird diese Abwärtsspirale nicht aufgehalten, drohen weitere Stagnationen und Blockaden im Körper des Betroffenen, die Schmerzen und schwere Beschwerden mit sich bringen. Aus diesem Grund sollte Stress unbedingt vorgebeugt werden, denn somit ersparen Sie sich großes Leid.

Akupressurpunkt	**Hinweise und Platz für eigene Notizen (z. B. hilft mir besonders – hilft mir eher weniger)**
Yin Tang	• Besonders bei kreisenden Gedanken und stressbedingten Einschlafproblemen geeignet
Dickdarm 4	• Achtung: nicht während der Schwangerschaft drücken!
Magen 36	• Achtung: nicht während der Schwangerschaft massieren!
Herz 7	
Herz-Kreislauf 8	• Der Notfallpunkt für aufkommende Angst in akuten Stresssituationen
Du Mai 20	

LEBENSENERGIE ANKURBELN

Die Lebensenergie, auch Qi genannt, ist innerhalb der Lehre der Traditionellen Chinesischen Medizin von größter Bedeutung. Sie ist die eine Kraft, die unseren Körper durchströmt, jede Zelle zum Leben erweckt und über unseren Gesundheitszustand entscheidet. Sie verbindet alle Bereiche und alle Ebenen unseres Seins miteinander, sie ist der Fluss, der sich durch alle Körperstellen zieht und Lebenskraft von einem Ort zum nächsten transportiert. Ob das Qi genügend vorhanden ist und frei fließen kann, entscheidet darüber, ob wir gesund sind oder Krankheiten haben.

Wir können aus verschiedenen Gründen einen Mangel an Lebensenergie wahrnehmen. Im Extremfall fühlen wir uns dann schlapp, träge und müde, wobei uns das Interesse und die Motivation für diverse Tätigkeiten fehlen. Doch woher kommen diese Schwäche und diese Kraftlosigkeit? Welcher Lebensumstand entzieht uns unsere wertvolle Energie?

Einerseits hat unsere Umwelt einen Einfluss auf das Qi, also unsere Beziehungen zu anderen Menschen, unsere Arbeit oder familiäre Situation. Dazu zählen auch das Wetter, wie viel Zeit wir in der Natur verbringen und mit welcher Art von sozialem Umfeld wir uns umgeben. Zudem entsteht ein Teil des Qi aus der Nahrung – wenn wir uns also besonders unnatürlich ernähren und Mahlzeiten zu uns nehmen, die wenig Qualität und Nährstoffe beinhalten, kann der Körper auf diesem Weg nicht genügend Energie ziehen.

Andererseits nährt sich die Lebensenergie von unserem Geist, also unseren Gedanken und Emotionen. Aber auch die Sicht, die wir auf das Leben haben, unsere Bestrebungen und Ziele sowie unsere Herangehensweise an Probleme und unser Umgang mit schwierigen Situationen bestimmen, wie viel Lebensenergie wir dabei verbrauchen. Schwere Schicksalsschläge, wozu unter anderem Scheidungen, Unfälle, Krankheiten oder der Tod eines Mitmenschen gehören, sowie depressive Gedanken können einen Energiemangel verursachen. Diese Faktoren rauben uns wortwörtlich das Leben und wir bleiben mit einem Mangel an Energie, Freude und Schaffenskraft zurück. Sie können davon ausgehen, dass der derzeitige moderne Lebensstil eines Menschen innerhalb der westlichen Gesellschaft dauerhaft Lebensenergie verbraucht, und zwar deutlich mehr, als es gesund ist. Aus diesem Grund können Sie mithilfe vieler Techniken, darunter Akupressur, dafür sorgen, dass es nicht erst zu einem Verlust von Lebenskraft und zu schweren Krankheiten aufgrund eines Qi-Mangels kommt. Kurbeln Sie stattdessen die Energie an, noch bevor sich der Notstand auf körperlicher und geistiger Ebene durch Leid zeigt.

Akupressurpunkt	**Hinweise und Platz für eigene Notizen** **(z. B. hilft mir besonders – hilft mir eher weniger)**
Magen 36	• Achtung: nicht während der Schwangerschaft massieren!
Dickdarm 4	• Achtung: nicht während der Schwangerschaft drücken!
Lunge 9	

ENTSPANNUNG

Sich zu entspannen ist mehr, als nur die Augen zu schließen und auszuatmen. Wir wissen bereits, welch großer Faktor Stress bei der Entstehung von Krankheiten ist, demnach ist die bewusste Entspannung für die Gesundheitsprävention ein wertvoller Ansatz. Entspannung ist der Ausgleich für all die Anspannung, die wir im Laufe des Tages ansammeln. Jeder Stressmoment, jede Situation, die unsere Kraft erfordert und unsere Belastbarkeit herausfordert, sind Umstände, die uns jedes Mal ein wenig mehr verspannen lassen. Kein Wunder, dass wir nur noch schwer zur Ruhe kommen, ständig in kreisenden Gedanken festhängen und nicht einmal abschalten können, auch wenn wir unsere Freizeit verbringen oder im Urlaub sind.

Echte Entspannung sorgt dafür, dass der Körper wieder aus dem Überlebensmodus in das Normalprogramm wechselt, sodass er nicht nur regenerieren kann, sondern auch neue Kraft für kommende Herausforderungen und Lebensumstände tankt.

Die nun aufgezählten Akupressurpunkte können zur Entspannung durch

- das gleichmäßige Drücken und anschließend
- das kreisende Drücken für je eine Minute in beide Richtungen

bearbeitet werden. Die genaue Lage können Sie mithilfe des Guides bestimmen.

Akupressurpunkt	**Hinweise und Platz für eigene Notizen (z. B. hilft mir besonders – hilft mir eher weniger)**
Yin Tang	
Herz 7	
Ren Mai 17	
Dickdarm 4	• Achtung: nicht während der Schwangerschaft drücken!

GELENKMOBILISATION DURCH DRUCKPUNKTMASSAGE

Die Akupressur ist nicht nur für die Begleitung der Heilung aus einer Krankheit geeignet, sondern auch zur Vorbeugung dieser. Regelmäßige Behandlungen und Massagen der Bereiche sowie der Akupressurpunkte regen nicht nur die Durchblutung an, lösen Verhärtungen und fördern die Elastizität des Gewebes, sondern sorgen zudem für die Mobilisierung der Gelenke. Hier kommt vor allem die Bewegungstherapie ins Spiel. Durch bestimmte Übungen, passiv oder aktiv, werden die Gelenke beansprucht, sodass sie stets beweglich und einsatzbereit bleiben. Das häufige Sitzen oder die Ausführung von denselben Bewegungsmustern jeden Tag führt dazu, dass wir unseren Körper nur einseitig beanspruchen und gewisse Bereiche verkümmern. So ist es auch mit den Gelenken: Wenn wir sie aufgrund von Unbequemlichkeiten oder monotonen Bewegungsabläufen nicht belasten und fördern, wird die Mobilität mehr oder weniger darunter leiden. Dies zeigt sich in Steifheit und Starrheit.

Innerhalb eines gesunden Lebensstils ist es deshalb ratsam, zur Gesundheitsprävention tägliche Bewegung in den Alltag einzubauen. Halten Sie Ihre Gelenke stets geschmeidig. Dies ist sehr gut vereinbar mit der Akupressur, denn viele Punkte wirken auf die Gelenke ein und ergänzen somit die Mobilisation dieser. Massieren Sie dazu mit den Händen intuitiv den Bereich um Ihre Gelenke. Damit stimulieren Sie nicht nur die angrenzenden lokalen Akupressurpunkte, sondern Sie fördern zudem die Durchblutung und den Fluss des Qi an dieser Stelle, sodass das betroffene Gewebe mit Sauerstoff und Blut angereichert werden kann.

MIT DEHNUNG UND FLEXIBILITÄT ENERGIE FREISETZEN

Das Gewebe kann nur geschmeidig und flexibel sein, wenn es frei von Verhärtungen sowie Verspannungen ist und zudem mit genügend Lebensenergie versorgt wird. Halten wir an einer bestimmten Stelle Energie fest, die nicht entweichen kann, nehmen wir das häufig durch Schmerzen und Verkrampfungen wahr. Die Schultern und der Nacken sowie der Bereich um die Hüften sind nur einige von vielen Körperbereichen, die für diese Art von Schmerzen prädestiniert sind. Zunächst zeigt sich eine Stagnation der Flüssigkeiten und des Qi durch eine Steifheit des Körpers, mit zunehmender Intensität kommen Leiden wie dauerhafte Schmerzen und Krämpfe hinzu. Wie wir im Verlauf dieses Buches bereits gelernt haben, wirkt sich dies auf den gesamten Organismus aus, sodass eine Störung an einer Stelle durchaus den ganzen Körper betreffen kann. Noch bevor sich die Steifheit und Starrheit in Ihrem Körper ausbreitet, können und sollten Sie diesen entgegenwirken. Für die Steigerung des allgemeinen Wohlbefindens und der Gesundheit ist es ratsam, regelmäßige Dehnübungen auszuführen.

Dafür eignen sich ganz besonders die Körperhaltungen des Yoga, vor allem die Yoga-Art „**Yin-Yoga**" ist darauf ausgelegt, stagnierende Energien, die für Schmerz und Steifheit sorgten, durch eine tiefe, lang anhaltende Dehnung freizusetzen. Diese Techniken sollen mithilfe von Ruhe und Entspannung den Yang-dominierenden Lebensstil ausgleichen. Zudem setzen sie Energie frei, indem sie das Qi wieder zum Fließen anregen. Yoga besitzt intuitiv einige Qualitäten, die auch das Meridian-Stretching verfolgt. Wie der Name bereits verrät, sollen Energieblockaden durch Flexibilität gelöst werden, indem bestimmte Dehnübungen ausgeführt werden. Je nach gedehntem Körperbereich werden mit der Muskulatur auch die betreffenden Meridiane bewegt, sie werden beispielsweise ausgestreckt, zusammengedrückt, in die Länge gezogen oder geöffnet. Die darauf befindlichen Akupressurpunkte werden automatisch stimuliert, sodass sich das Dehnen auf den ganzen Körper, innen wie außen, positiv auswirkt.

Asana: Drache

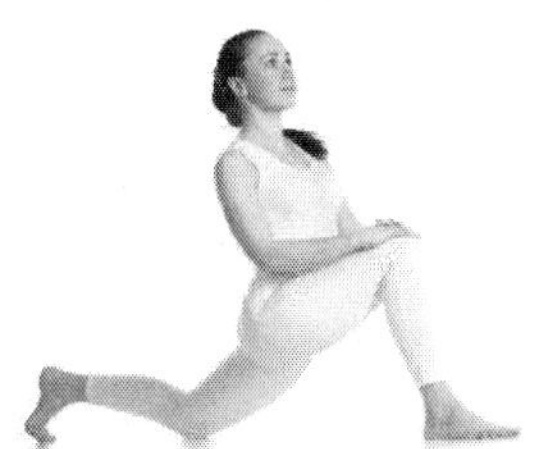

Der Drache ist eine klassische Haltung des Yin Yogas, die normalerweise für etwa drei bis fünf Minuten lang gehalten wird. Das Asana stellt ein Tor zur Schattenwelt der eigenen Psyche dar, wo eher schwere Emotionen auf einen warten. Es hilft uns, tiefe Anspannungen sowie Ängste aufzulösen und einen inneren Ausgleich zu finden. Außerdem ist das Drachen-Asana eine tolle Haltung, um den Magen- sowie den Milzmeridian zu stimulieren.

Durchführung:

Dafür kommen Sie zu Beginn der Übung in einen Vierfüßlerstand und positionieren einen beliebigen Fuß vorne zwischen Ihren beiden Händen. Ihr hinteres Knie heben Sie nun etwas an, bringen es ein kleines Stück weiter nach hinten und legen anschließend Ihren Fußspann bequem auf dem Boden ab. Legen Sie Ihre Hände auf Ihren Knien ab und richten Sie sich auf. Ihr Becken fließt dabei so weit nach vorne und unten, bis Sie in der vorderen Seite Ihres hinteren Oberschenkels eine leichte Stimulation spüren können. Anschließend können Sie sich über den Druck Ihrer Hände langsam aufrichten und Ihren Fokus auf Ihren Hüftbeuger richten. In dieser Haltung verweilen Sie nun für etwa drei Minuten. Versuchen Sie dabei, mit jedem Atemzug weiter in diese entspannte Haltung zu sinken. Zum Schluss bringen Sie Ihre Hände langsam zum Boden sowie Ihren vorderen Fuß wieder in die Ausgangsposition. Wenn Sie so weit sind, wechseln Sie die Seite.

Tipp: Gerne können Sie ein dünnes Kissen oder ein Handtuch als Hilfsmittel nutzen und unter Ihr Knie legen, um den Druck auf Ihrem Knie zu reduzieren und leichter entspannen zu können.

Asana: Sphinx

Das Sphinx-Asana hat eine befreiende sowie öffnende Wirkung, wodurch es Mut zu weitaus höheren Idealen spendet. Zudem befreit das Asana von Ängsten und spendet stattdessen Selbstvertrauen. Auf körperlicher Ebene dehnt es die gesamte vordere Seite des Körpers und kräftigt sowohl Rücken als auch Po. Außerdem ist die Sphinx eine tolle Haltung, um den Harnblasen- sowie den Nierenmeridian zu stimulieren.

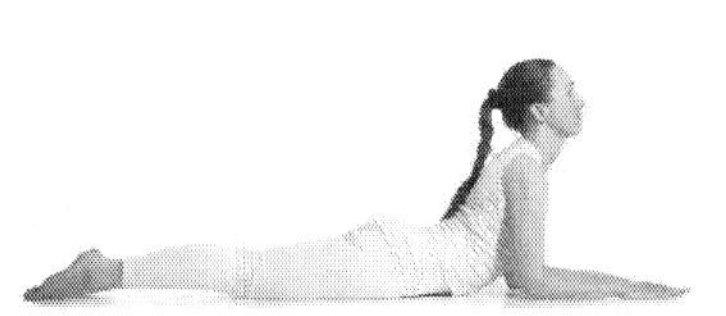

Durchführung:

Kommen Sie zu Beginn der Übung in Bauchlage und positionieren Sie Ihre Ellbogen unterhalb Ihrer Schultern. Ihre Unterarme sind dabei auf dem Boden nach vorne ausgerichtet. Schließen Sie Ihre Beine und schieben Sie Ihr Schambein in den Boden. Anschließend richten Sie Ihren Oberkörper mit der nächsten Einatmung langsam und kontrolliert auf und halten diese Position für einige Atemzüge. Mit dem nächsten Ausatmen legen Sie Ihren Oberkörper nun wieder langsam ab und entspannen in der Bauchlage.

Asana: Königstaube

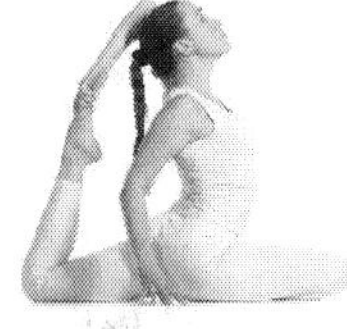

Das Asana der Königstaube fördert nicht nur unsere persönliche Stärke, sondern auch unsere Hingabe. Auf körperlicher Ebene sorgt dieses Asana für eine Öffnung unserer Hüfte und unseres Brustbereiches und legt damit den Schwerpunkt auf die Bereiche unseres Körpers, in denen wir oftmals unsere Gefühle speichern.

Durchführung:

Kommen Sie zu Beginn der Ausführung in einen Vierfüßlerstand und bringen Sie anschließend Ihr rechtes Knie nach vorne. Angewinkelt legen Sie Ihr Bein ab und strecken parallel dazu Ihr linkes Bein nach hinten aus. Ihren rechten Fuß dürfen Sie dabei gerne nahe neben Ihrer Hüfte platzieren oder ihn nach vorne bringen, sodass sich Ihr Schienbein parallel zur Stirnseite des Bodens befindet. Sie sollten unbedingt darauf achten, dass die Ausrichtung Ihrer Hüfte gerade ist und keiner Ihrer Hüftknochen nach vorne oder nach hinten geht. Sollte Ihre Hüfte in der Luft schweben, können Sie sich einfach ein Kissen unterlegen. Nun stützen Sie sich mit Ihrer rechten Hand ab und umgreifen anschließend Ihren hinteren Fuß mit Ihrer linken Hand, wobei Sie Ihr linkes Bein dafür anwinkeln. Wenn Sie weitergehen wollen, können Sie Ihren linken Fuß in Ihre Armbeuge bringen. Anschließend heben Sie Ihre rechte Hand vom Boden ab und umgreifen über Ihrem Kopf Ihre linke Hand. Möchten Sie noch tiefer in die Dehnung gehen, können Sie außerdem Ihren hinteren Fuß mit beiden Händen umfassen und ihn zu Ihrem Kopf führen. Während des Haltens sollten Sie die Öffnung sowohl in der Hüfte als auch in der Brust genießen. Nach etwa drei Minuten kommen Sie dann langsam und konzentriert in die ursprüngliche Position zurück und wechseln die Seite.

Asana: Schmelzendes Herz

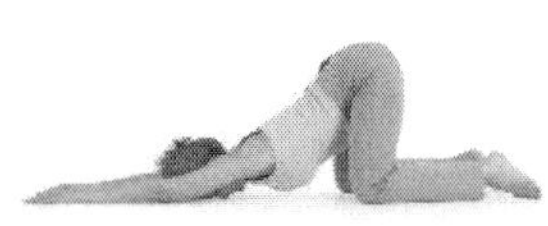

Das Asana „schmelzendes Herz“ wird im Sanskrit als Anahatasana bezeichnet, was übersetzt in etwa „Haltung des Herzens" bedeutet. Sinkt man tief in dieses Asana hinein, fühlt es sich wirklich so an, als wenn das eigene Herz in den Boden sinken und hineinschmelzen würde. Die sanfte Rückenbeuge nimmt direkten Einfluss auf die Intensität der Öffnung des Herzens und regt dabei nicht nur die Durchblutung an, sondern öffnet auch den Schultergürtel, die Hüfte und weitet die Brust. Auf emotionaler Ebene beruhigt das Asana den Geist, baut Stress ab und hebt die Stimmung.

Durchführung:

Starten Sie erneut im Vierfüßlerstand und wandern Sie anschließend rund eine Unterarmlänge mit Ihren Händen nach vorne. Mit dem nächsten Ausatmen ziehen Sie Ihr Becken zurück über Ihre Knie und senken währenddessen Ihren Oberkörper ab, wobei Ihr Herz zum Boden sinkt. Ihr Kinn bzw. Ihre Stirn können Sie einfach ablegen, wobei Ihre Ellbogen den Boden jedoch nicht berühren. Mit jeder neuen Ausatmung drücken Sie Ihre Hände ein Stück weiter in den Boden und schieben Ihr Herz etwas näher in die Richtung des Bodens. Ihren Brustkorb bringen Sie so weit nach unten wie möglich. Sie sollten jedoch darauf achten, dass Ihr Gesäß parallel zu Ihren Knien bleibt. Nun atmen Sie tief ein und halten diese Position für etwa drei Minuten. Anschließend bringen Sie Ihr Gesäß langsam und kontrolliert auf Ihre Fersen und lösen das Asana auf.

Akupressur-Massagen

Die Akupressur-Massage unterscheidet sich von einer regulären Massage, denn sie wird nach den Prinzipien der Traditionellen Chinesischen Medizin durchgeführt. Sie entspricht einer Körperbehandlung mit der Stimulierung durch Druck, wobei die Ansätze und Herangehensweisen der klassischen Gesundheitslehre aus China berücksichtigt werden. Auch wenn die normale Behandlung durch die Akupressur, bei der nur einzelne Punkte durch Druck bearbeitet werden, bereits eine Form der Massage darstellt, so ist die Akupressur-Massage nicht so punktuell, sondern umfassender. Sie bezieht sich auf den ganzen Körper, beziehungsweise auf einzelne Körperbereiche, wobei sich das Massieren auf die Meridiane und Akupunkturpunkte ausrichtet.

Die Bewegungen und Techniken werden so gewählt, dass ebendiese Energiebahnen des Körpers sowie die speziellen Stellen besonders in den Augenschein genommen werden. Durch die Konzentration auf die energetische Ebene des Körpers kann der Massierende die inneren Organe des Patienten erreichen, indem er die richtigen Bereiche des Körpers auswählt. Auf dieses hilfreiche Wissen wird bei den klassischen Massagen nicht zurückgegriffen. Unterschiedliche Techniken, wie jene, die bereits im praktischen Teil des Buches vorgestellt wurden, lösen nicht nur ein Wohlgefühl bei der zu massierenden Person aus – die Akupunktur-Massage ist zudem eine hervorragende Heilmethode. Neben den offensichtlichen positiven Effekten, wie die Entspannung und die Reduzierung von Stress, wirkt die Behandlungsform auch bei Verdauungsstörungen. Des Weiteren können Beschwerden wie Immunschwächen, Ängste und Schmerzen des Bewegungsapparates gelindert werden. Auch wenn der Erfolg der Akupressur-Massage in Deutschland noch nicht wissenschaftlich bewiesen wurde und deshalb eher zu den klassischen Wellnessmassagen gezählt wird, konnte ihre positive Wirkung auf die Gesundheit von vielen Menschen bereits bestätigt werden. Wie schon bei der Durchführung der Akupressur gilt auch bei der Massage, dass keine kranken oder wunden Körperstellen bearbeitet werden. Wenn Sie eine Pilzerkrankung oder andere Hautirritationen identifizieren, führen Sie bitte keine Massage durch. Die Grundtechniken der Akupressur werden für die Massage leicht abgewandelt, sodass der Druck nicht länger nur punktuell ausgeführt wird, sondern flächiger. Da sie dennoch eine Form der Akupressur ist, wird überwiegend mit der Druckausübung durch die Finger gearbeitet. Des Weiteren greift der Massierende auf gewisse Techniken mit Teilen der Hand, aber auch mit der ganzen Hand, dem Ellenbogen und dergleichen.

Streichungen und großflächige, massierende Bewegungen lockern den ganzen Bereich rund um die Energiepunkte auf der Haut, sodass das Gewebe weich und durchlässig ist. Wenn die Akupressurpunkte zusammen mit dem umliegenden Bereich stimuliert werden, kann der Körper, so locker und entspannt, wie er dann ist, die gelösten Energien weiterleiten. Blockaden werden beseitigt und Störungen behoben. Es wirkt, als würden die inneren Organe trotz ihrer scheinbaren Entfernung zur Hautoberfläche ebenfalls eine wohltuende Massage erhalten. Demnach profitiert dank der Meridiane und Akupressurpunkte auch unser Inneres durch diese Behandlung.

Wichtige Hinweise zur Durchführung der Akupressur-Massage

Achten Sie bei der Massage darauf, dass immer **mit dem Verlauf** der Meridiane massiert wird, damit Sie nicht den Qi-Fluss blockieren, sondern, ganz im Gegenteil, die Energien in Schwung bringen. Je nach persönlicher Vorliebe können Sie zudem auf ein qualitativ hochwertiges Massageöl zur Unterstützung zurückgreifen. Dies ist jedoch kein Muss und auch im professionellen Bereich variiert die Anwendung von Anbieter zu Anbieter. Für eine erfolgreiche Akupressur-Massage, die Ihnen als besonders entspannend und wirkungsvoll in Erinnerung bleiben sollte, können Sie einige Vorkehrungen bereits vor der eigentlichen Behandlung treffen.

1. **Unterlagen**: Wählen Sie eine angenehme und für Sie ansprechende Unterlage. Häufig massieren geschulte Heilpraktiker auf Matten oder speziellen Massageunterlagen. Aber auch auf einem weichen Teppich oder einer Yogamatte können einzelne Areale in diversen Körperpositionen behandelt werden.

2. **Kleidung**: Bezüglich der Kleidung sollten Sie darauf achten, dass Sie eine für Sie angenehme Wahl treffen. Greifen Sie auf leichte Kleidung zurück, die Ihnen ein bequemes Gefühl vermittelt. Bei bestimmten Bereichen des Körpers, wie dem Rücken oder dem Bauch, ist es von Vorteil, wenn dort keine extra Stoffschicht zwischen den Händen des Massierenden und Ihrer Haut liegt. Sie sollen sich rundum wohlfühlen, es soll nichts klemmen, drücken oder ziehen. Der Erfolg der Massage wird maßgeblich davon beeinflusst, wie sehr Sie loslassen und sich entspannen können. Wenn Sie sich also während der Massage ständig hin- und herbewegen müssen, weil die Kleidung nicht richtig sitzt oder etwas drückt, dann können Sie auch nicht in den Zustand tiefster Entspannung fallen. Erst dann kann der Massierende oder Sie selbst in die tiefen Schichten des Körpers vordringen, denn nur lockeres Gewebe kann Schwingungen hindurchlassen, weiterleiten und übertragen. Sind Sie verspannt und verkrampfen sich die Muskeln, werden sie starr und undurchlässig für jegliche Energie. Ein hartes Gewebe kann somit keine Informationen weiterleiten und dem Therapeuten ist es nicht möglich, Ihre inneren Organe während der Massage zu erreichen.

3. **Gedanklich loslassen**: In diesem Zusammenhang sollten Sie auch noch einmal Ihre Gedanken überprüfen. Alltägliche Probleme können das Entspannen auf der körperlichen Ebene ebenso erschweren und verhindern, wie die falsche Kleidung oder körperliche Schmerzen. Achten Sie also darauf, dass Sie sich auch mental auf die Erfahrung der Akupressur-Massage einlassen, indem Sie störende Gedanken einfach wie Wolken am Himmel davonziehen lassen. Erinnern Sie sich daran, dass Sie während der Massage nirgendwo anders sein müssen und dass gerade nichts anderes von Belang ist. Verbleiben Sie mit Ihren Gedanken bei der Behandlung und kümmern Sie sich erst wieder um die alltäglichen Probleme, wenn die Massage beendet ist.

Selbstbehandlung

Es ist besonders angenehm, wenn Sie von jemand anderem massiert werden, denn so können Sie sich zurücklehnen, genießen und loslassen. Doch auch die Selbstbehandlung ist hier möglich, denn die Akupressur-Massage muss nicht immer den ganzen Körper betreffen. Der Vorteil liegt darin, dass Sie sich einzelnen Körperregionen widmen können, auf die Sie sich dann konzentrieren. So ist es leichter, sich selbst mit einer wohltuenden Massage zu verwöhnen, wann, wo und wie lange Sie es wünschen. Sie müssen keine Termine vereinbaren und keinen finanziellen Aufwand betreiben, um diese Therapieform genießen zu können. Ein geschulter Therapeut ist also nicht zwingend notwendig.

Ganz im Gegenteil können Sie selbst Ihr bester Arzt sein: Die Selbstbehandlung können Sie immer dann durchführen, wenn Sie es für nötig halten und eventuell plötzlich auftretende Beschwerden verspüren. Sie können somit spontan reagieren und selbst für eine Linderung der Symptome sorgen. Sie spüren am eigenen Leib die Auswirkungen Ihrer Massagetechniken, außerdem erhalten Sie durch Ihren Körper eine sofortige Antwort in Form einer Reaktion, die sich zum Beispiel durch Schmerz, das De-Qi-Gefühl oder andere Gefühlsregungen zeigt. Somit haben Sie wortwörtlich Ihr eigenes Empfinden in den Händen: Passen Sie die Massage an Ihren Körper sowie Ihre persönlichen Beschwerden und Wahrnehmungen an. Ermöglichen Sie sich eine individuell auf Sie und Ihre Bedürfnisse zugeschnittene Akupressur-Massage im Rahmen einer Selbstbehandlung.

GANZKÖRPERMASSAGE

Eine gute und gefühlvolle Ganzkörpermassage, die an den richtigen Stellen drückt und massiert, ist sehr wertvoll für ein schönes Körpergefühl. Meistens fühlt sich der Massierte danach wie neu geboren: frisch, entspannt und locker. Die Durchblutung des ganzen Körpers wurde angeregt, Verspannungen innerhalb der Muskeln haben sich reduziert oder sogar aufgelöst, Schmerzen wurden verringert und auch andere Begleiterscheinungen gingen durch die erholende Erfahrung zurück.

Doch nicht immer ist es einfach, alle Bereiche des Körpers zu erreichen. Während die Arme und Beine, der Bauch, der untere Rücken und die Kopfregion teilweise noch gut mit den eigenen Händen zu erreichen sind, sieht es bei den Schultern und dem oberen Rücken schon schwieriger aus. Deshalb kann die Massage durch einen Partner während der Behandlung die eigene Entspannung fördern, da man sich nicht verbiegen und verrenken muss, um die schmerzenden Stellen zu erreichen. Und trotzdem ist eine Selbstanwendung nicht unmöglich: Während Sie die erreichbaren Stellen nach wie vor mit den Händen und Fingern bearbeiten, können Sie für die unerreichbaren Körperregionen spezielle Massagematten oder auch Massagerollen zur Hilfe nehmen. Grundsätzlich können Sie sich jedem schmerzenden Areal Ihres Körpers selbst zuwenden:

1. Nutzen Sie Ihre Finger und bringen Sie mit sanftem Druck in Erfahrung, welche Stellen, Triggerpunkte und Bereiche Störungen aufweisen und wie intensiv diese sind. Variieren Sie dabei die Position Ihrer Hände sowie die Intensität des Drucks.

2. Probieren Sie die verschiedenen Grundtechniken der Akupressur aus, dazu gehören das gleichmäßige Drücken, das Kreisen, das Reiben, das Schieben, das Kneten und das Klopfen.

3. Für einige konkrete Stellen können Sie die folgenden Akupressurpunkte massieren:

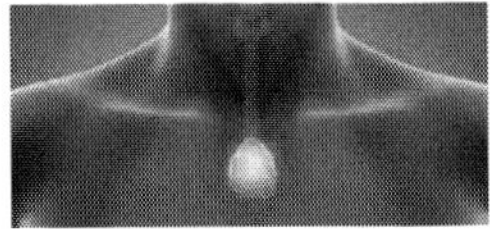

- Mittig auf Ihrem Brustkorb, etwa eine Handbreite unter der Mulde an Ihrem Halsansatz, befindet sich ein Punkt, dessen Stimulierung durch die klopfende Technik die darunterliegende Thymusdrüse anregt.

- Die Innenseite des Ellenbogens ist eine weitere Stelle, die, wenn sie massiert wird, energetisiert. Winkeln Sie dafür den Ellenbogen leicht an und kneten und reiben Sie für dreißig Sekunden.

- Der sogenannte „Drei-Meilen-Punkt" ist dafür bekannt, versteckte Kräfte zu mobilisieren. Der Akupressurpunkt befindet sich am Übergang vom Knie zum Schienbein, etwa eine Handbreite unter der Kniescheibe.

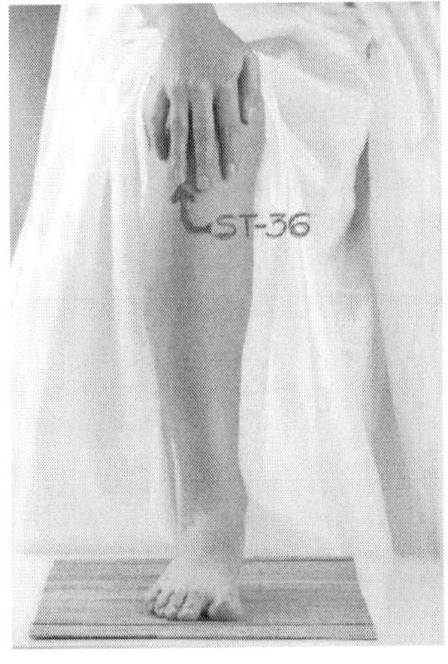

4. Wichtig dabei ist, dass Sie sich nach Ihrem Empfinden richten: Welche Techniken fühlen sich gut an? Welche Massagemethoden lösen in Ihnen das De-Qi-Gefühl aus? Wie lange können Sie die Bewegungen und den Druck beibehalten, bis es unangenehm wird?

5. Sobald das gute Gefühl verschwindet oder Sie intuitiv genug haben, sollten Sie die Massage des Bereiches beenden und sich einer anderen Stelle widmen, bis Sie sich nach und nach dem ganzen Körper zugewendet haben.

6. Bleiben Sie stets sanft und vorsichtig. Solange Sie Ihr eigenes Schmerzempfinden respektieren, können Sie keinen Schaden an Ihrem Körper anrichten. Übertreiben Sie also nicht bei der Kraftaufwendung und der Dauer, sondern sehen Sie die Massage immer als ein Hilfsmittel, das Sie zur Entspannung, nicht zu Schmerzen und Verkrampfungen führt.

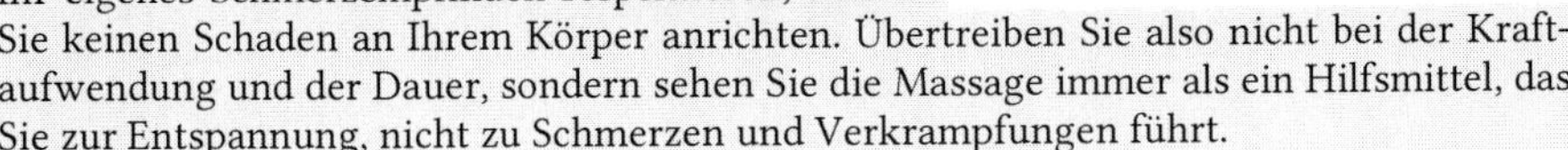

KOPF- UND NACKENENTSPANNUNG

Den Kopf und den Nackenbereich können wir hervorragend selbst massieren. Wir können mit unseren Händen gut alle Areale erreichen und bearbeiten, sodass wir zu jeder Zeit in unserem alltäglichen Leben für Entspannung und Erleichterung sorgen können. Wann immer Sie es für nötig halten, ob es aufgrund von Beschwerden, zur Vorbeugung dieser oder auch einfach zur Erholung ist, können Sie die Akupressur-Massage durchführen. Sie benötigen nichts weiter als Ihre Hände und auch nur fünf bis zehn Minuten Ihrer Zeit. Auch ein Partner kann diese Behandlung bei Ihnen durchführen. Nicht nur bei Schmerzen, sondern auch bei Verspannungen schaffen die Techniken der Akupressur-Massage eine Linderung an den Stellen am Kopf und im Nacken. Bei diesen vorgestellten Methoden werden Sie automatisch die Akupressurpunkte in den Bereichen stimulieren.

Die Massage der Kopfhaut

1. Für die Kopfhautmassage nehmen Sie beide Hände hoch zu Ihrem Kopf, spreizen die Finger und setzen diese auf der Kopfhaut ab.

2. Mit den Fingerspitzen können Sie so die Kopfhaut in kleinen Kreisen massieren.

3. Setzen Sie die Bewegungen fort, während Sie sich mit den Fingern vom Scheitel zu den Seiten hinabarbeiten.

4. Wenn Sie unten angekommen sind, wandern Sie mit Ihren gespreizten Fingerspitzen wieder zurück nach oben zum Scheitel, setzen dieses Mal aber etwas weiter hinten am Kopf an.

5. Nun wiederholen Sie die kreisenden Bewegungen, bis Sie an den Seiten angelangt sind.

6. Führen Sie die Technik fort, bis Sie eine Verbesserung Ihres Wohlbefindens verspüren.

7. Genießen Sie die Massage mit geschlossenen Augen. Spüren Sie in sich hinein und nehmen Sie wahr, wie Sie sich während und nach der Selbstbehandlung fühlen.

Die Massage der Stirn

1. Nehmen Sie die Finger beider Hände, bis auf die Daumen, und legen Sie sie senkrecht aneinander auf die Mitte Ihrer Stirn. Bei dieser Position zeigen die Daumen also nach oben, während sich die restlichen Finger gegenüberliegen.

2. Ziehen Sie nun die Finger nach außen zu den Schläfen bis an den Haaransatz heran. Behalten Sie einen gleichmäßigen und angenehmen Druck mit den Fingern bei.

3. Außen angekommen, setzen Sie erneut die Finger an die Stirnmitte und ziehen sie langsam mit Druck zum Haaransatz. Führen Sie diese Bewegung so lange aus, wie es Ihnen beliebt und guttut. Halten Sie die Augen leicht geschlossen und entspannen Sie sich.

Die Massage des Kinns

1. Diese Massage ähnelt der Stirnmassage. Schließen Sie die Augen und setzen Sie den Zeige- und Ringfinger beider Hände in die Mitte des Kinns.

2. Streichen Sie nun mit den Fingern bis zu den Seiten. Die Finger der linken Hand streichen also nach links, während die Finger der rechten Hand nach rechts streichen.

3. Wiederholen Sie diese Technik unter Anwendung eines gleichmäßigen und entspannenden Drucks.

Die Massage der Wangen

1. Auch bei dieser Massage wird ein Kopfareal ausgestrichen. Nehmen Sie Ihre Zeige- und Ringfinger und führen Sie diese zu Ihren Wangen. Setzen Sie sie unterhalb der Augen ab.

2. Streichen Sie nun mit einem sanften Druck die Haut unter den Augen seitlich bis zu den Schläfen.

3. Nun setzen Sie die Finger wieder zurück, dieses Mal an die Nase.

4. Von hier aus arbeiten Sie sich erneut nach außen Richtung Ohren und Haaransatz.

5. Wenn Sie die Bewegung ausgeführt haben, wiederholen Sie die gleiche waagerechte Streichung Ihrer Wange, nur etwas tiefer.

6. Massieren Sie so Ihre ganze Wangenregion von der Mitte nach außen, während Sie sich mit jedem Streichen weiter nach unten vorarbeiten.

7. Vergessen Sie nicht, auch hier die Augen zu schließen und die Massage zu genießen.

Die Massage des Nackens

1. Schließen Sie die Augen und legen Sie Ihre Hände in den Nacken.

2. Die Fingerspitzen zeigen wieder einmal zueinander und streichen von der Mitte etwas oberhalb bis nach unten und außen.

3. Testen Sie verschiedene Intensitätsgrade des Drucks und unterschiedliche Positionen der Finger. Wiederholen Sie das Ausstreichen fünf- bis zehnmal.

FUßMASSAGE

Ihre Füße können Sie sogar recht bequem selbst massieren, ob mit den Händen, dem jeweils anderen Fuß oder mit Hilfsmitteln wie Rollen oder Bällen. Ähnlich wie bei anderen Bereichen des Körpers ist der Fuß mit allen anderen Zonen des Körpers, Gewebe, Knochen und Organe gleichermaßen, eng verbunden. Dieses Wissen vereinigt sich in der Lehre der **Reflexologie**, die anhand der Beschaffenheit der Füße und der schmerzenden Punkte bestimmen kann, wo sich Störungen im restlichen Körper befinden. Auch die **Fußreflexzonenmassage** bedient sich der Energiebahnen und dem Fluss des Qi. Bestimmte Techniken, die genau die richtigen Punkte stimulieren, sollen die Funktionsstörungen der jeweiligen Organe und Meridiane beheben.

Zudem geht die an die Traditionelle Chinesische Medizin angelehnte Lehre der Reflexologie davon aus, dass sich die Teile des Körpers in den einzelnen Segmenten des Fußes spiegeln. So finden wir unter anderem das Herz am Ballen des linken Fußes, während sich der Kopf beziehungsweise das Gehirn in den Fußspitzen und Zehenkuppen zeigt. Je nach Quelle können die Lage der Reflexzonen und die ihnen zugeordneten Organe variieren. Wenn wir demnach Schmerzen in einem Teil des Fußes verspüren, was Sie innerhalb der Selbstmassage in Erfahrung bringen können, dann sind Sie dank der Fußreflexzonen in der Lage, das Problem auf einen Körperbereich einzugrenzen. Übrigens: Diese Reflexzonen existieren nicht nur im Zusammenhang mit den Füßen, denn Sie sind zum Beispiel auch auf den Händen, im Gesicht oder auf der Zunge zu finden.

Die Reflexologie wird besonders erfolgreich bei der Schmerzbehandlung eingesetzt. Bei Arthritis, Arthrose, Entzündungen am Ischiasnerv, Gicht, Parkinson, Rheuma, bei Verdauungs- und Nervenstörungen sowie vielen weiteren Beschwerden wird die Fußreflexzonenmassage empfohlen. Auch im Zusammenhang mit psychischen Erkrankungen wie Angstzuständen, Panikattacken, Burnout, innerer Unruhe, extremer Stressbelastung und Depressionen zeigten die Fußmassagen im Einklang mit der Akupressur Linderungen bei den Betroffenen. Auch bei weniger akuten Leiden ist die Massage der Füße eine Möglichkeit, um sich zu entspannen, die Durchblutung zu fördern und das allgemeine Wohlbefinden zu steigern. Bei der Anwendung einer Fußmassage können Sie grundsätzlich auf zwei verschiedene Techniken zurückgreifen: Die sogenannten **tonisierenden Griffe** regen das Gewebe an, indem der Massierende je nach Wohlbefinden mit stärkerem oder schwächerem Druck in schnellerem Tempo Kreise zieht. Im Gegensatz dazu stehen die eher beruhigenden, **sedierenden Griffe**, die sich besonders zur Schmerzbehandlung eignen. Bei dieser Technik übt der Massierende auf die jeweilige Reflexzone einen gleichmäßigen Druck aus, ohne sich zu bewegen, und zwar so lange, bis der Schmerz vergeht.

Die Fußreflexzonen

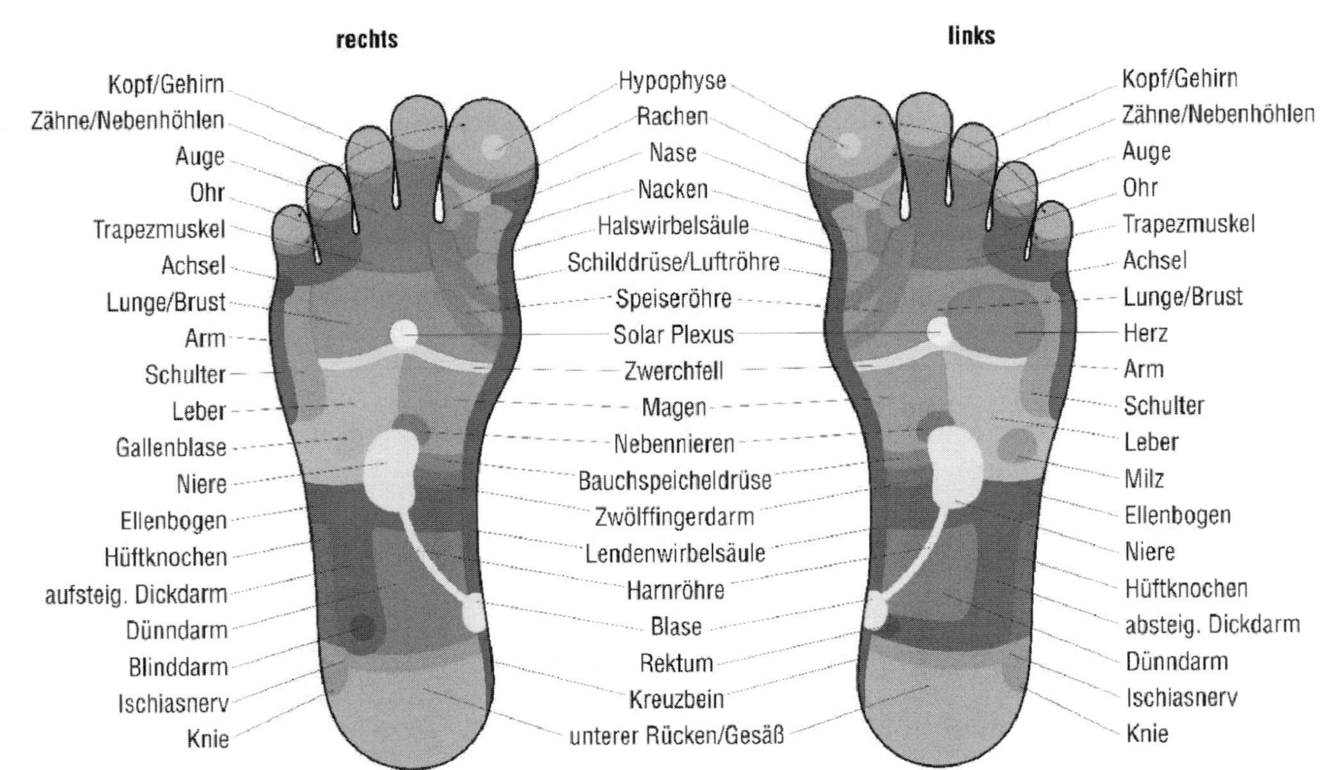

Die Massage des Fußes

1. Setzen Sie sich bequem hin und nehmen Sie sich zunächst einen Fuß vor. Legen Sie diesen vor sich ab, sodass Sie eine angenehme Körperhaltung eingenommen haben und dennoch gut den Fuß erreichen können.

2. Umgreifen Sie den Fuß mit Ihren Händen und beginnen Sie, sich mit dem Gefühl der Finger auf der Sohle vertraut zu machen.

3. Erkunden Sie die einzelnen Zonen, von den Spitzen und Zwischenräumen der Zehen bis hinunter zur Ferse. Üben Sie dafür Druck mit den einzelnen Fingern aus. An manchen Stellen mag es sich vielleicht besser anfühlen, wenn Sie mit mehreren Fingern großflächiger drücken, an anderen Stellen löst der punktuelle Daumendruck ein Wohlgefühl aus. Massieren Sie so, dass es Ihnen guttut.

4. Wenn Sie eine schmerzende Stelle ausfindig gemacht haben, verbleiben Sie auf dem Punkt und drücken gemäß der sedierenden Grifftechnik bewegungslos und gefühlvoll, bis Sie das De-Qi-Gefühl verspüren und der Schmerz nachlässt.

5. Wechseln Sie nun den Fuß und verfahren Sie auf der anderen Seite genauso.

Info: Die genannten Punkte lassen sich auch bei einer Handreflexzonenmassage umsetzen!

Sie können zudem präventiv gern die häufigsten Problemzonen am Fuß massieren:

- Um den **Magen** zu erreichen, bearbeiten Sie die Stelle, die ungefähr mittig zwischen Zehen und Ferse an der Innenseite des Fußes liegt.
- Die **Leber** hingegen spiegelt sich auf der Außenseite, also gegenüber von der Reflexzone des Magens.
- Der Druckpunkt für die **Nieren** liegt ziemlich genau in der Mitte des Fußes.
- Massieren Sie den Bereich, an dem sich der große Zeh verjüngt und sich mit dem Fußballen verbindet, um den **Nacken** und die **Halswirbelsäule** zu stimulieren.
- Die Druckpunkte für den **Dünn- und Dickdarm** liegen zwischen der Mitte des Fußes und der Ferse.

Tipp: Wenn Sie an Müdigkeit und Erschöpfung leiden, massieren Sie den folgenden Akupressurpunkt mit kreisenden Bewegungen: Der Punkt befindet sich in der Mitte des vorderen Drittels der Fußsohle. Dort, zwischen dem zweiten und dritten Mittelfußknochen, befinden sich die sogenannten „Sprudelnden Quellen“, welche den Akupressurpunkt darstellen, der bei Stimulierung das Qi in den ganzen Körper sprudeln lässt.

Die Handreflexzonen

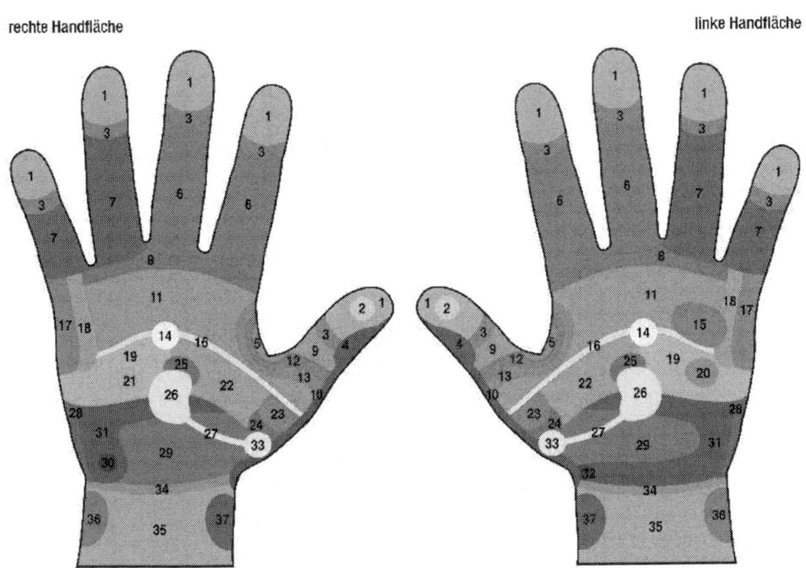

1 Kopf/Gehirn
2 Hypophyse
3 Zähne/Nebenhöhlen
4 Nase
5 Rachen
6 Auge
7 Ohr
8 Trapezmuskel
9 Nacken
10 Wirbelsäule
11 Lunge/Brust
12 Schilddrüse/Luftröhre
13 Speiseröhre
14 Solar Plexus
15 Herz
16 Zwerchfell
17 Arm
18 Schulter
19 Leber
20 Milz
21 Gallenblase
22 Magen
23 Bauchspeicheldrüse
24 Zwölffingerdarm
25 Nebennieren
26 Niere
27 Harnröhre
28 Hüftknochen
29 Dünndarm
30 Blinddarm
31 Dickdarm
32 Rektum
33 Blase
34 Ischiasnerv
35 unterer Rücken/Gesäß
36 Eierstöcke/Hoden
37 Prostata/Uterus/Penis

Bonus: Frauengesundheit und Akupressur

DER WEIBLICHE REIFEZYKLUS

Gemäß der Traditionellen Chinesischen Medizin wird der Reifezyklus einer Frau in sieben Stufen gegliedert, die wiederum jeweils sieben Jahre andauern. Der Vollständigkeit halber soll an dieser Stelle angemerkt werden, dass auch der Mann einen Reifezyklus durchläuft, der jedoch in acht Stufen unterteilt wird, die je acht Jahre lang dauern. Die Begründer der alten Gesundheitslehre entdeckten diesen Rhythmus allein dank ihrer Beobachtungsgabe, doch heute weiß man, dass diese Veränderungen, die eine Frau im Laufe ihres Lebens durchmacht, auf den Hormonhaushalt zurückzuführen sind.

Im Alter von **sieben Jahren (1 x 7 Jahre)** beginnen die ersten gravierenden Veränderungen im Körper eines Mädchens, so wandeln sich die Zähne, die Haare wachsen vermehrt und die Nieren beginnen damit, auf Hochtouren zu laufen.

Mit **14 Jahren (2 x 7 Jahre)** setzt dann die Menstruation ein, da der Körper des jungen Mädchens nun in der Lage ist, ausreichend Qi und Blut zu produzieren. Der Überschuss des Blutes wird an die Gebärmutter weitergegeben, wodurch sich letztendlich die monatliche Blutung ergibt. Somit ist das Mädchen geschlechtsreif geworden und kann Kinder gebären. Hier wird von der Ankunft des sogenannten himmlischen Wassers gesprochen, dies ist jedoch kein normales Blut, sondern eines, das in den Nieren und durch die Essenz gebildet wird. Bei der Produktion spielen dabei auch der Magen und die Milz sowie das Herz und die Leber eine Rolle.

Wenn die junge Frau ein Alter von **21 Jahren (3 x 7 Jahre)** erreicht hat, ist der Körper vollständig ausgewachsen. Die Nieren haben sich nun auf das Normalpensum eingestellt und die Energien sind ausgeglichen.

Mit **28 Jahren (4 x 7 Jahre)** blüht die Frau auf, sie ist auf dem Höhepunkt ihrer Fruchtbarkeit angelangt. Ihr Körper ist fest und stark und stets bereit für die Empfängnis.

Im Alter von **35 Jahren (5 x 7 Jahre)** setzen die ersten Schwächeerscheinungen der Milz und des Magens ein. Die Produktion von Blut und Qi reduziert sich allmählich, sodass die Reserven nicht mehr komplett gefüllt werden.

Mit **42 Jahren (6 x 7 Jahre)** schreiten die Alterserscheinungen zunehmend voran und der Körper zehrt noch immer von den im jungen Alter aufgebauten Reserven.

Wenn die Frau **49 Jahre (7 x 7 Jahre)** erreicht hat, sind die Reserven von Blut und Qi vollständig verbraucht und die Quelle des himmlischen Wassers ist versiegt und vertrocknet. Die Frau hat die Menopause erreicht, blutet nicht länger jeden Monat und ist nicht mehr in der Lage, schwanger zu werden.

Wenn Sie mehr über den weiblichen Zyklus aus Sicht der Traditionellen Chinesischen Medizin sowie über mögliche Störungen, Menstruationsbeschwerden, Blutungsstörungen und ausbleibende Periode erfahren möchten, wird an dieser Stelle auf den praktischen Teil des Buches verwiesen, der in dem Unterkapitel „Menstruationsbeschwerden" das Thema näher beleuchtet.

HORMONELLES GLEICHGEWICHT

Die Hormone besitzen eine besondere Rolle im menschlichen Körper, denn sie regeln viele Körperfunktionen. Im Zusammenhang mit dem weiblichen Zyklus sind sie nicht wegzudenken.

Der Begriff „Hormon" ist griechischer Natur (ορμόνη) und kann mit „in Bewegung setzen" übersetzt werden. Diese Stoffe stehen für Energie und Bewegung, denn sie sind chemische Zusammensetzungen, welche die natürlichen Prozesse des Körpers in Gang setzen. Der Mensch besitzt eine große Menge an unterschiedlichen Hormonen, wobei noch nicht alle vollends erforscht sind und vermutet wird, dass wir noch mehr besitzen, als wir zunächst dachten.

Die Gesamtheit der Stoffe sind bis in das kleinste Detail aufeinander abgestimmt und arbeiten Hand in Hand miteinander. In einem optimalen und gesunden Körper bilden sie das perfekte Gleichgewicht schlechthin. Wird jedoch auch nur ein einziges Hormon in seiner Funktionsweise eingeschränkt, so hat dies Auswirkungen auf alle anderen und die Balance ist dahin. Das hormonelle Gleichgewicht kann einerseits durch äußere Einflüsse, wie Medikamente, künstliche Hormone und die falsche Ernährung, gestört werden, aber auch Gefühle und Emotionen, also eine Störung der psychischen Gesundheit, können einiges durcheinander bringen. Der weibliche Zyklus wird vor allem maßgeblich durch die Hormone Östradiol, Östriol, Testosteron, Progesteron sowie DHEA beeinflusst. Wird hier ein Ungleichgewicht festgestellt, so gerät auch automatisch die Zyklusgesundheit der Frau aus den Fugen.

- **Östradiol** ist das wichtigste Hormon für das weibliche Geschlecht. Wie der Name bereits vermuten lässt, gehört es zu den Östrogenen, die unter anderem für die weiblichen Geschlechtsmerkmale und das Wachstum der Gebärmutterschleimhaut verantwortlich sind. Dieses Hormon wird durch den Hypothalamus und die Hirnanhangsdrüse geregelt und in den Eierstöcken gebildet. Herrscht ein Mangel oder ein Übermaß an Östradiol im Körper, so können sich Ungleichgewichte in Form von Unfruchtbarkeit, Menstruationsbeschwerden, ausbleibender beziehungsweise vorzeitiger Pubertät oder Schwangerschaftskomplikationen zeigen.
- **Östriol** ist ebenfalls den Östrogenen zugehörig. Dieses Hormon ist hingegen im Hinblick auf das Geschlecht unspezifisch, doch es ist in die Aufrechterhaltung und den Feuchtigkeitshaushalt der Schleimhäute involviert. Es spielt hauptsächlich während der Schwangerschaft eine Rolle, denn da es von dem Kind selbst sowie von der Plazenta gebildet wird, ist es gleichzeitig ein Anzeichen für den Zustand des Ungeborenen und des allgemeinen Schwangerschaftsverlaufs. Dieses Hormon ist ein Nebenprodukt des Östrogenstoffwechsels, denn es fällt als eine Art Abbauprodukt bei der Bildung von anderen Östrogenen, wie Östradiol, an.
- Gerät Östriol aus dem Gleichgewicht, können unter anderem Mehrlingsschwangerschaften, Erkrankungen und Missbildungen des Kindes (Down-Syndrom, Trisomie 18) sowie weitere Schwangerschaftskomplikationen auftreten.
- **Testosteron** steht für festes, angespanntes Gewebe und die Bereitstellung von Energie im Organismus. Auch wenn dieses Hormon vor allem mit dem Mann verbunden wird und das wichtigste der männlichen Geschlechtshormone ist, ist es zudem im weiblichen Körper vorhanden. Testosteron wird der Gruppe der Androgene zugeschrieben. Es wird durch den Hypothalamus und die Hirnanhangsdrüse reguliert und im weiblichen Körper in den Eierstöcken und der Nebennierenrinde gebildet.
- Im weiblichen Organismus muss sich Testosteron genau wie alle anderen Hormone im Gleichgewicht befinden, ansonsten kann ein Mangel zu Schwangerschaftsabbrüchen und ein Übermaß zu Zyklusstörungen führen. Des Weiteren kann eine Dysbalance zu einer Vermännlichung, zu Unfruchtbarkeit, zu einer ausbleibenden Menstruation und zu Störungen des weiblichen Reifezyklus führen.
- **Progesteron** ist ein weiteres Geschlechtshormon der Frau, das durch die Hirnanhangsdrüse kontrolliert und in den Eierstöcken, zusätzlich während der Schwangerschaft in der Plazenta, produziert wird. Es gehört zu der Gruppe der Gestagene und ist das bedeutendste dieser.
- Progesteron verläuft zyklisch, das heißt, dass es ab etwa der Hälfte des monatlichen Zyklus plötzlich vermehrt gebildet wird und der Spiegel erst mit dem Ende des weiblichen Regelmonats wieder rasant abfällt. Demnach ist dieses Hormon eng mit der Funktion der Eierstöcke und der Fruchtbarkeit verbunden. Die erhöhte Temperatur in der zweiten Hälfte des Zyklus ist Progesteron geschuldet.

- Das Hormon ist essenziell für die Schwangerschaft, denn ohne es kann diese in gewisser Hinsicht nicht zustande kommen. Die Gebärmutterschleimhaut wird dank des Progesterons beeinflusst und ist für die Vorbereitung dieser zum Einnisten des Embryos vonnöten. Zudem fördert das Hormon den Verlauf der Schwangerschaft durch die Verhinderung der Muskelaktivität in der Gebärmutter, sodass ein Abstoßen des Embryos aufgehalten wird. Außerdem sorgt Progesteron dafür, dass die Brustdrüsen wachsen und auf die Bildung von Muttermilch für das Kind vorbereitet werden.
- Der Spiegel von Progesteron steigt während der Schwangerschaft automatisch an und er sinkt automatisch nach der Menopause, doch wenn anderweitig ein Ungleichgewicht durch einen Mangel oder ein Übermaß des Hormons entsteht, so leiden Betroffene häufig an einem ausbleibenden Eisprung, an Ovarialinsuffizienz oder an Störungen bei der Einnistung der Frucht in der Gebärmutter.
- **DHEA** (Dehydroepiandrosteron) hingegen ist ein Hormon der Gruppe Androgene, das eine Art Vorsubstanz darstellt, aus dem sich andere Hormone, wie Östradiol, Östriol und Progesteron, bilden. Es ist zwar ein männliches Sexualhormon, dennoch wird es auch im weiblichen Organismus gebildet. Dies geschieht hauptsächlich in der Nebennierenrinde und wird durch die Hypophyse reguliert. DHEA ist die Vorstufe für Testosteron und Östrogene, somit stellt es einen wichtigen Bestandteil des Hormonhaushaltes dar, auch wenn es selbst nur eine schwache Wirkung auf den Körper hat.

Ist DHEA entweder unzureichend oder übermäßig im Organismus vorhanden, so hat das Auswirkungen auf die Produktion der anderen Hormone. Auch Nebennierenbeschwerden und diverse Alterserscheinungen zeugen von einem Ungleichgewicht von DHEA.

Aufgrund dieser perfekten Abstimmung aufeinander ist es sehr schwer, ein hormonelles Gleichgewicht wiederherzustellen. Viele greifen dabei zu künstlichen Hormonpräparaten und Medikamenten, die die Symptome möglichst eliminieren sollen. Doch was tatsächlich geschieht, ist, dass in einen bereits gestörten Hormonhaushalt zusätzlich gravierend eingegriffen wird. Medikamente unterdrücken lediglich die Beschwerden, doch sie lösen nicht das ursprüngliche Problem, das die Symptome auslöste. Die Einnahme künstlicher Hormone ist extrem unberechenbar, denn uns sind noch längst nicht alle Faktoren bekannt, die den Hormonhaushalt regulieren. Mit den Präparaten wird die körpereigene Produktion dieser Stoffe gehemmt, zudem gelingt die Dosierung nur in den seltensten Fällen.

Das können Sie gegen ein Ungleichgewicht des Hormonhaushaltes tun:

Behandlungsvorschläge	Durchführung
Allgemein	• Vermeidung von Medikamenten und künstlichen Hormonpräparaten, die für ein zusätzliches Ungleichgewicht sorgen • Entgiftung zur Ausleitung von Hormonen • Unterstützung der Leber zur Entgiftung • Aktivierung und Anregung der Drüsen des Körpers, die Hormone produzieren
Ernährungsumstellung	• Gesunde und ausgeglichene Ernährungsweise • Bekömmliche Mahlzeiten zubereiten, die die Verdauung erleichtern • Natürliche Lebensmittel wählen, die die Darmgesundheit unterstützen • Mögliche Nahrungsmittelallergien ausschließen • Ausleitende und entgiftende Lebensmittel essen, die Umweltgifte und Schwermetalle aus dem Körper befördern • Gesunde Fette konsumieren, die für die Produktion von Hormonen benötigt werden, wie Avocados, Kokosnuss, Hanfsamen und Nüsse • Vermeidung von: - Fleisch - Milchprodukten - Zucker - Glutenprodukten - Transfetten
Kräuter	• Ashwagandha (häufig erhältlich als Pulver der Wurzeln und Blätter der asiatischen Heilpflanze) • Heilpilze • Rhodiola rosea (Rosenwurz-Präparat) • Tulsi (auch Heiliges Basilikum oder Thaibasilikum genannt, als Würzkraut in der Küche oder Tee zu verwenden) • Erhältlich sind die genannten Kräuter im Internet, achten Sie auf eine vertrauensvolle Quelle + eine hohe Qualität der Erzeugnisse
Darmsanierung	• Die Darmgesundheit steht in einem engen Zusammenhang mit dem Hormonhaushalt • Förderung des Darmmilieus • Darmreinigung zur Entgiftung und Befreiung von Schlacken
Änderung der Lebensweise	• Vermeidung von übermäßigem Stress • Viel Bewegung an der frischen Luft • Ausreichend Schlaf • Ausgleich von Anspannung und Arbeit mit Entspannung, Erholung und Pausen

FRUCHTBARKEIT

Für die Fruchtbarkeit der Frau muss in erster Linie genügend Qi und Blut vorhanden sein. Das Blut muss eine gute Qualität aufweisen und die Produktion der Lebensenergie muss kontinuierlich gegeben sein, ansonsten ist der Körper nicht für eine Empfängnis bereit.

Unfruchtbarkeit ist ein Anzeichen für den erschöpften und leeren **Du Mai**. Dieser Meridian steht für die Kraft und die Sexualenergie des Menschen, denn er repräsentiert die Yang-Energie des Körpers, also alle dynamischen, wärmenden und treibenden Faktoren. Der Du Mai verbindet auf seinem Verlauf entlang der Wirbelsäule die Nieren, den Uterus und den Kopf.

Die **Nieren** spielen bezüglich der Frauengesundheit eine besondere Rolle, denn ihre Verfassung, also der Zustand ihrer Yin- und Yang-Energien, entscheidet über den gesamten Reifezyklus der Frau. Zudem speichert dieses Organ die Essenz, also die geerbte Substanz, die laut der chinesischen Lehre für die Fortpflanzung, die Entwicklung und das allgemeine Wachstum relevant ist. Die Nieren sind also im Hinblick auf die Fruchtbarkeit die Wurzel des Lebens.

Wenn die **Menopause** einsetzt, die monatlichen Blutungen sowie die Fruchtbarkeit und Gebärfähigkeit der Frau eingestellt werden, ist der Körper nicht mehr in der Lage, einen Überfluss an Blut und Qi bereitzustellen. Dieser Prozess setzt ein, da die Energie der Nieren und die in ihnen gespeicherte Essenz zu schwach geworden sind, um die Gebärmutter aufzufüllen. Das ist eine normale Alterungserscheinung, denn etwa ab dem 35. Lebensjahr beginnen die Milz und der Magen damit, in ihrer Produktion von Blut und Qi nachzulassen. Ebenso bauen die Nieren in ihrer Funktion der Speicherung von Lebensenergie und der Essenz ab. Demnach endet die Fruchtbarkeit einerseits mit der Abnahme der Produktionsfähigkeit von Blut und Qi und andererseits mit abnehmender Nieren-Energie. Mit etwa 49 Jahren sind die Reserven des Körpers vollständig gelehrt, sodass nicht nur die Menstruation beendet ist, sondern auch die Zeit der Fruchtbarkeit.

Das können Sie gegen die Beschwerden tun:

Behandlungsvorschläge	**Durchführung**
Ernährungsumstellung	• Bekömmliche und leicht verdauliche Mahlzeiten zubereiten • Milde Speisen wählen • Warme Mahlzeiten essen • Vermeidung von: - Milchprodukten - scharfen Gewürzen - Kaffee - Alkohol
Allgemein	• Ausgleich von Anspannung und Stress mit Entspannung • Regelmäßige Bewegung an der frischen Luft • Gemeinsam Zeit mit dem Partner verbringen

Die nun aufgezählten Akupressurpunkte können zur Behandlung von Unfruchtbarkeit durch

- das gleichmäßige Drücken und anschließend
- das kreisende Drücken für je eine Minute in beide Richtungen

bearbeitet werden. Die genaue Lage der Punkte können Sie mithilfe des Guides bestimmen.

Akupressurpunkt	Hinweise und Platz für eigene Notizen (z. B. hilft mir besonders – hilft mir eher weniger)
Yin Tang	
Ren Mai 4	
Ren Mai 5	
Ren Mai 14	
Niere 16	

LIBIDO

Als das Zentrum unserer Sexualität und der Fähigkeit zur Reproduktion ist die Gesundheit und Harmonie der Niere ausschlaggebend für eine gute Libido. Damit dieses überaus wichtige Organ den gesamten Reifezyklus des Menschen koordinieren und die sexuellen Abläufe regeln kann, müssen die Milz und der Magen für einen kontinuierlichen Zufluss von Blut und Qi sorgen. Diese beiden Organe gewinnen bei der Verarbeitung unserer Nahrung ebendiese Lebensenergie und machen die Kraft für den ganzen Körper, unter anderem für die Nieren, verfügbar. Zudem kann die sexuelle Lust durch das Qi beeinflusst werden: In der heutigen, zunehmend stressigen Zeit sind wir tagein, tagaus **psychischen Belastungen** ausgesetzt. Unsere Gefühle und Emotionen haben einen maßgeblichen Einfluss auf die Lebensenergie, sodass Zeitdruck, Anspannung, Angst und Wut das Qi stagnieren lassen. Geschieht dies, ebbt auch die Libido ab. Eine weitere Ursache für einen Verlust der Libido liegt in einem **Mangel von Yang-Energie**. Diese steht für die Hitze, also das sexuelle Feuer in uns, doch zirkuliert nicht genügend Yang im Körper, so kühlt auch die Libido ab. Doch auch ein **Yin-Mangel** äußert sich negativ auf die Lust, denn mit ihm gehen Müdigkeit, Antriebslosigkeit und Erschöpfung einher. Allgemein sollten die Energien von Yin und Yang ausgeglichen sein, damit die Libido ein gesundes Ausmaß annimmt.

Gemäß der Wandlungsphasen der Traditionellen Chinesischen Medizin befinden wir uns während der Pubertät in der Lebensphase des Elementes Feuer. Es ist jene Kraft, die uns unsere Sexualität entdecken lässt, die unsere innere Leidenschaft aufflammen lässt und die die Libido anheizt. Aus diesem Grund sind wir besonders während dieser Jahre sexuell interessiert und feiern das Feurige in uns. Im zunehmenden Verlauf des Lebens wandelt sich die eine Wandlungsphase in die nächste, denn der Kreislauf besagt, dass ein Element ein weiteres ablöst. Demnach ist es völlig normal, dass die Libido mit zunehmendem Alter nachlässt, denn wir verändern uns auf ganz natürliche Weise und andere Dinge werden wichtiger.

Das können Sie gegen die Beschwerden bei Verlust der Libido tun:

Behandlungsvorschläge	Durchführung
Ernährungsumstellung	• Reduzierung von kühlenden Lebensmitteln und Getränken, die einen Yang-Mangel hervorrufen • Wärmende, gekochte Mahlzeiten zubereiten • Mohrrüben, Knollengemüse, Buchweizen und Kraftsuppen wirken wärmend • Wärmende Gewürze und Kräuter verwenden, wie Zimt, Chili, Thymian, Rosmarin oder Majoran • Bei einem Yin-Mangel eher kühlende Lebensmittel wählen, wie Nüsse und Samen, saftiges Obst und Tomaten • Reduzierung von Kaffee, scharfen Gewürzen und Zwiebeln, die einen Yin-Mangel hervorrufen • Granatapfelkerne, Maca und Brokkoli beziehungsweise Brokkolisprossen zur Steigerung der Libido essen
Kräuter	• Cordyceps (Heilpilz) • Mönchspfeffer • Capsaicin (scharfer Stoff in Chilischoten) • Chinesische Engelwurz / weiblicher Ginseng (Dong Quai)
Allgemein	• Vermeidung von einer zu kalten Umgebungstemperatur, die einen Yang-Mangel hervorruft • Warmhalten der Nieren, damit das sexuelle Feuer nicht erkaltet
Wandel des Lebensstils	• Vermeiden eines am Yang orientierten Lebensstils • Reduzierung von Anspannung, Stress und andauerndem Zeitdruck • Ausgleich von Stress und Arbeit mit entspannenden Tätigkeiten • Ausreichend schlafen, um genug Kraft zu tanken und zu regenerieren • Dinge tun, die Ihnen Spaß und Lebensfreude bereiten, wie zum Beispiel kreative Beschäftigungen, Tanzen, Singen oder Lachen • Viel Zeit in der Natur an der frischen Luft verbringen • Regelmäßige Bewegung zur Anregung der Qi-Zirkulation • Massagen als Methode zur Entspannung und Erweckung der Sinnlichkeit

Die nun aufgezählten Akupressurpunkte können zur Behandlung von Libidomangel durch

- das gleichmäßige Drücken und anschließend
- das kreisende Drücken für je eine Minute in beide Richtungen

bearbeitet werden. Die genaue Lage der Punkte können Sie mithilfe des Guides bestimmen.

Akupressurpunkt	**Hinweise und Platz für eigene Notizen (z. B. hilft mir besonders – hilft mir eher weniger)**
Du Mai 20	
Ren Mai 6	• Achtung: nicht während der Schwangerschaft massieren!
Magen 30	
Niere 1	
Milz-Pankreas 4	
Milz-Pankreas 6	• Für Männer ist hier der Punkt Niere 7 besser geeignet • Achtung: nicht während der Schwangerschaft massieren!

Die genannten Akupressurpunkte eignen sich auch für die Massage durch den Partner. Die Berührungen steigern die Lust und können eine Art Vorspiel darstellen.

Schluss

Gesundheit ist nicht nur ein Zustand des Körpers, sondern auch des Geistes.

Die Traditionelle Chinesische Medizin ist ein wertvolles Hilfsmittel zur Beseitigung von Beschwerden. Die Herangehensweise der Gesundheitslehre an die Krankheiten und der Ansatz, dass der ganze Körper ein energiezentriertes System darstellt, ermöglicht es, die Probleme und Störungen aus einem anderen Blickwinkel zu betrachten. Alles ist miteinander verbunden, so wirken die Organe und Körperbereiche wechselseitig. Sie befinden sich in einem ständigen Austausch miteinander, denn durch das Qi ergibt der ganze Organismus eine Einheit. Die Meridiane spielen dabei eine wichtige Rolle, denn sie sind die Kanäle, in denen der Fluss der Lebensenergie rauscht. Die Energiebahnen bilden ein komplexes Netzwerk, das den gesamten Körper einnimmt. Wir Menschen sind ein wahres Wunder der Natur. Sie hat unseren Organismus perfekt geschaffen, denn die Funktionen und Aufgabenbereiche der einzelnen Organsysteme sind in vollendeter Perfektion aufeinander abgestimmt. Besteht ein Gleichgewicht im System, so erfahren wir, was es bedeutet, wahrlich gesund zu sein. Doch kümmerten wir uns in der Vergangenheit nicht gut um unsere Psyche und unsere physische Form, so manifestierte sich dies in Schmerzen und Erkrankungen. Mit der Akupressur bekommen Sie ein Hilfsmittel mit an die Hand, das Ihnen den Weg aus der Krankheit erleichtert. So können Sie direkt auf den Energiefluss des Körpers einwirken, womit Sie durch das Netzwerk der Meridiane genau die Stellen Ihres Körpers erreichen, die Heilung benötigen.

Doch was die wertvollste Lektion dieses Buches sein soll, ist, dass Sie in die Selbstermächtigung gehen. Sie sind Ihren Beschwerden nicht hoffnungslos erlegen, Sie müssen nicht vor Unwohlsein erstarren und sich machtlos fühlen. Genauso wenig sollten Sie die Hoffnung verlieren und akzeptieren, dass es Ihnen nie besser gehen wird. Glauben Sie nicht, dass nur ein Arzt oder ein besonderer Heiler Ihre Probleme beseitigen kann. Verabschieden Sie sich von dieser Art von Gedanken und gehen Sie stattdessen in die Selbstermächtigung. Die Wahrheit ist, dass niemand anders außer Ihnen selbst über Ihre Gesundheit verfügen kann. Informieren Sie sich über alternative Heilmethoden, die Ihnen helfen könnten, und praktizieren Sie die Akupressur. Sie ist nicht nur wirksam, sondern dazu auch noch hervorragend zur Selbstanwendung geeignet. An dieser Stelle möchte ich Sie noch einmal an etwas Wichtiges erinnern: **Heilung ist kein unerreichbares Ziel und Gesundheit ist keine Utopie.** Zu gesunden beginnt mit der Entscheidung, etwas verändern zu wollen, und zwar zum Besseren. Nehmen Sie Ihren Körper und seine Anzeichen und Warnsignale ernst und ehren Sie ihn, indem Sie dementsprechend handeln. Ich hoffe, dass Ihnen dieses Buch das nötige Wissen und die richtigen Techniken an die Hand geben konnte, damit Sie Ihre Gesundheit wiederherstellen und dauerhaft erhalten können!